U0292312

编著者简介

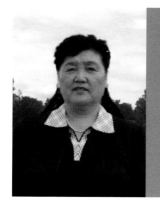

陈翠珍 (Chen Cuizhen)

女，1955年生，河北滦南人。

河北科技师范学院教授，学术带头人；河北省预防兽医学重点实验室（依托单位：河北科技师范学院）学术带头人；河北省秦皇岛市优秀教师，河北省秦皇岛市专业技术拔尖人才。

　　长期以来，从事微生物学和免疫学的教学与科研工作。已多次主持或主研国家自然科学基金、河北省自然科学基金、河北省科技厅及河北省教育厅等科研项目，已取得科研成果20余项、已获省级科技进步奖及科技发明奖10余项；已担任主编或副主编出版《水产养殖动物病原细菌学》《大肠埃希氏菌》《人及动物病原细菌学》《肠杆菌科病原细菌》《人兽共患细菌病》《中国食物中毒细菌》《病原细菌科学的丰碑》等著作10余部；已在《中国人兽共患病学报》《水生生物学报》《High Technology Letters》《Acta Oceanologica Sinica》《海洋与湖沼》等学术期刊发表论文80余篇。

编著者简介

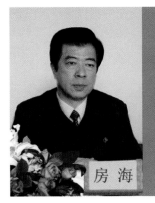

房海 (Fang Hai)

男，1956年生，河北玉田人。

河北科技师范学院教授，学术带头人，副院长；河北省预防兽医学重点实验室（依托单位：河北科技师范学院）主任；河北省优秀教师，河北省中青年骨干教师，河北省"十百千人才工程"百名人才，曾宪梓教育基金会高等师范院校教师奖获得者。

　　长期以来，从事微生物学及免疫学的教学与科研工作，曾获河北省普通高等学校优秀教学成果奖。已多次主持承担国家自然科学基金、河北省自然科学基金、河北省科技厅及河北省教育厅等科研项目，已取得科研成果20余项，已获省级科技进步奖及科技发明奖10余项；已主编出版《大肠埃希氏菌》《人及动物病原细菌学》《水产养殖动物病原细菌学》《肠杆菌科病原细菌》《人兽共患细菌病》《中国食物中毒细菌》《病原细菌科学的丰碑》等著作10余部；已在《中国人兽共患病学报》《High Technology Letters》《Acta Oceanologica Sinica》等学术期刊发表论文100余篇。

食源性感染病
——餐桌上的"定时生物炸弹"

陈翠珍 房 海 编著

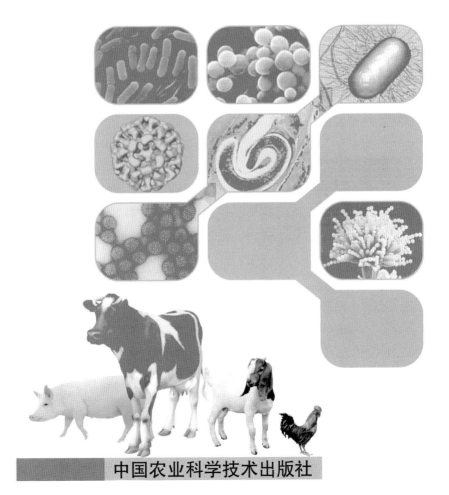

中国农业科学技术出版社

图书在版编目（CIP）数据

食源性感染病：餐桌上的"定时生物炸弹"/陈翠珍，房海编著．—北京：中国农业科学技术出版社，2015.5

ISBN 978 - 7 - 5116 - 2045 - 3

Ⅰ.①食…　Ⅱ.①陈…②房…　Ⅲ.①食物性传染病　Ⅳ.①R512.99

中国版本图书馆 CIP 数据核字（2015）第 102746 号

责任编辑	崔改泵
责任校对	贾海霞

出 版 者	中国农业科学技术出版社
	北京市中关村南大街 12 号　邮编：100081
电　　话	（010）82109194（编辑室）　（010）82109702（发行部）
	（010）82109709（读者服务部）
传　　真	（010）82106650
网　　址	http://www.castp.cn
印 刷 者	北京华正印刷有限公司
开　　本	880 mm ×1 230 mm　1/32
印　　张	7.125　彩页　10 面
字　　数	169 千字
版　　次	2015 年 5 月第 1 版　2015 年 5 月第 1 次印刷
定　　价	50.00 元

内容提要

《食源性感染病——餐桌上的"定时生物炸弹"》包括 4 部分内容,共记述了 36 种由细菌(bacteria)、病毒(virus)、真菌毒素(mycotoxin)、寄生虫(parasite)等病原体(pathogen)引起的,属于食源性疾病(foodborne diseases)类的感染病(infectious diseases)或毒素中毒症(toxinosis)。

在第一部分"食源性细菌感染病"中,记述了 22 种;第二部分"食源性病毒感染病"中,记述了 3 种;第三部分"食源性真菌毒素中毒症"中,记述了 2 种;第四部分"食源性寄生虫感染病"中,记述了 9 种。其中,有不少是在我国比较常见的,也有个别是不多见的。分别简要记述了这些食源性感染病或毒素中毒症的病原特征、感染类型、传播途径、防治原则等 4 个方面的内容。

本书作为科学普及读物,谨为在该方面有兴趣的读者提供了解相应科学知识的方便,也愿能够在保证饮食卫生和身体健康方面体现出有益的价值。

前　言

　　食源性疾病（foodborne diseases）包括所有因通过饮食导致的疾病，也一直是危害人类健康的首要食品安全问题。其中，由某些食源性细菌（bacteria）、病毒（virus）、真菌毒素（mycotoxin）、寄生虫（parasite）等病原体（pathogen）或毒素（toxin）所引起的食源性感染性疾病（infectious diseases），即感染病或毒素中毒症（toxinosis），是在食源性疾病中最为重要的。

　　目前国际上对食源性疾病有不同的定义，有广义的，也有狭义的。世界卫生组织（World Health Organization，WHO）的定义为："由于摄入食物中所含各种致病因子引起的，通常具有感染性质或中毒性质的一类疾病"；国际奶品、食品与环境卫生工作者协会（International Association of Milk, Food and Environmental Sanitarians；IAMFES）的定义为："食源性疾病指因摄入食品引起的各种综合征"；美国疾病预防控制中心（Centers for Disease Control and Prevention，CDC）的定义为："食源性疾病是由于食用了受污染的食品或饮料而引起的疾病"；英国对食源性疾病的定义与WHO的相类似，认为："食源性疾病是指因食用了被微生物及（或）其毒素污染的食物引起的疾病"；联合国粮农组织

（Food and Agricultural Organization，FAO）认为："食源性疾病是一组重要的传染病和中毒性疾病"。

　　显然，无论是广义的还是狭义的定义，食源性疾病都是一种特定的疾病分类概念，它所揭示和强调的是以食物与膳食作为载体或媒介、通过食品引发或传播的疾病，即食品是不可忽视的致病途径。那么就食源性感染病或毒素中毒症来讲，则特指的是那些通过食品携带某种食源性细菌、病毒、真菌毒素、寄生虫等病原体或毒素，进行传播所引起的疾病，是食源性疾病的主体。

　　在我国多有食源性感染病及毒素中毒症的发生或流行，而且有的表现是极其严重的。例如：①食源性细菌感染病：山东省黄岛卫生检疫局的周慧军等（1998）报告在1997年6月，某企业职工因在食堂食用被奇异变形菌（*Proteus mirabilis*）污染的凉拌鸡胗引起食物中毒（food poisoning），在就餐的3 938人中发病3 258人；广东省广州市公安局萝岗区分局的郭学荣等（2011）报告在某年8月24日晚，某家庭12口人除两幼儿外，均进食了存在椰毒伯克霍尔德氏菌（*Burkholderia cocovenenans*）污染的霉玉米做的食物，25日上午开始陆续发病，10人相继死亡。②食源性病毒感染病：有记述在1987年12月至1988年2月，曾发生上海市民因食用受到污染、加工不彻底的毛蚶引起暴发甲型病毒性肝炎（viral hepatitis A）大流行，导致31万人发病、47人死亡。③食源性真菌毒素中毒症：有记述在我国已多有因真菌毒素引起中毒的事件发生，特别是在1991年的春夏之交，我国部分地区遭受特大洪涝灾害，尤以安徽、江苏、河南等地为重。受灾地区正值小麦收获季节，暴雨造成大量小麦发霉，灾区农民因食用霉变小麦而发生真菌毒素中毒性疾病，仅安徽就有 13 万多人，严重危害了人们的健康和生命安全。
④食源性寄生虫感染病：我国于 1964 年首先报告了在西藏自治区发生的人体感染旋毛虫（*Trichinella spiralis*）病例后，至 1999 年底统计，在 12 个省区发生了 548 起旋毛虫病（trichinelliasis），发病 23 004 例，死亡 236 人。

可以毫不夸张地说食源性感染病或毒素中毒症就像是每天摆在人们餐桌上的"定时生物炸弹"，可以"定时"（潜伏期）发生"爆炸"（导致发病），引起人身不同程度的损害甚至伤亡。为使读者比较集中地了解该方面的一些科学知识，作者编写了这本《食源性感染病——餐桌上的"定时生物炸弹"》科普读物，记述了"食源性细菌感染病"22 种、"食源性病毒感染病"3 种、"食源性真菌毒素中毒症"2 种、"食源性寄生虫感染病"9 种，共 36 种。其中，有不少是在我国比较常见的，也有个别是不多见的。分别简要记述了这些食源性感染病或毒素中毒症的病原特征、感染类型、传播途径、防治原则等 4 个方面的内容。

作者视《食源性感染病——餐桌上的"定时生物炸弹"》为"案头书"、或"休闲书"、或"茶几书"、或"枕边书"，献给在该方面有兴趣的读者。可以随手拿起翻翻、看看，以便尽最大可能地有效避开、排除、销毁那些"定时生物炸弹"，防护自身、亲人以及无辜者的人身安全，也相信一定会在丰富读者饮食文化、保证饮食卫生和身体健康方面有所裨益。

编著者

2015 年 1 月 27 日

目　录

第一部分　食源性细菌感染病

第一部分

食源性细菌感染病

◇ 在此部分中，共记述了 22 种食源性细菌（bacteria）感染病（infectious diseases）。其中，有不少是在我国比较常见的，也有个别是不多见的。分别记述了这些细菌感染病的病原特征、感染类型、传播途径、防治原则等 4 个方面的内容。

1 沙门氏菌病

沙门氏菌属（*Salmonella*）的多种细菌，均可引起人或动物、或人及动物的感染发病，常被统称为沙门氏菌病（salmonellosis），有的是属于人兽共患病（zoonoses）的范畴。沙门氏菌是比较常见的食源性疾病（foodborne diseases）的病原菌，也称为食源性病原菌（foodborne pathogen），其中，以鼠伤寒沙门氏菌（*Salmonella typhimurium*）和肠炎沙门氏菌（*Salmonella enteritidis*）最为常见，容易引起食物中毒（food poisoning）的暴发。

1.1 病原特征

沙门氏菌为革兰氏阴性（红色）的直杆菌，大小为 $(0.7 \sim 1.5)\ \mu m \times (2 \sim 5)\ \mu m$，是一个庞大的细菌家族（包括很多的种）[图1、附图1，源自 http://image.haosou.com（注：附图均统一编排在书末，余同）]。最早对沙门氏菌病的认识是由伤寒沙门氏菌（*Salmonella typhi*）引起人的伤寒病（typhoid fever）。对伤寒病原菌的最早认识与研究，首先是从德国病理学家埃伯特（K. J. Eberth）和德国细菌学家加夫基（G. T. A. Gaffky）开始的；1880年，埃伯特首先描述了在伤寒患者肠系膜淋巴结组织切片中观察到的相应病原菌,加夫基在 1884 年从伤寒患者的脾脏中分离获得了相应病原菌的纯培养菌。鼠伤寒沙门氏菌是由德国细菌学家吕弗勒(F. A. J. Loeffler)在 1892 年从类似伤寒的病鼠粪便中首先分离获得的。肠炎沙门氏菌是由盖特纳(Gaertner)在德国首先发现的,在 1888 年德国某村中出现表现为急性肠胃炎的患者 58 例,病因是食用了一头腹泻病死牛的肉后发生了食物中毒,从 1 例病死患者脾脏及所食用的病死牛的肉中分离到肠炎沙门氏菌。

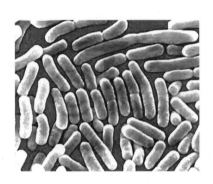

图 1　沙门氏菌基本形态

　　沙门氏菌在自然界的分布比较广泛,在外界环境中能生存较长时间,在水和土壤中能生存数周至数月,在冷冻库中可存活半年以上。对热和常用消毒剂的抵抗力一般,加热 60℃经 30min 可被杀死,对煌绿、孔雀绿、结晶紫、复红、亚硒酸钠等的抵抗力相对较强。鼠伤寒沙门氏菌在土壤中可存活 1 年,在粪便中可存活 4 个月;耐寒,不耐热,加热 60℃经 12～20min 即可被杀死;对常用的化学消毒剂均敏感;还广泛存在于猪、牛、羊、狗、鸡、鸭、鼠类等动物的消化道和内脏与肌肉中,肉类、乳类、蛋类及其制品非常容易受到污染并可传播。

通常情况下，鼠伤寒沙门氏菌对临床常用的头孢唑啉、头孢拉啶、头孢噻肟、头孢曲松、头孢他啶、头孢哌酮、头孢吡肟、阿奇霉素、链霉素、卡那霉素、庆大霉素、妥布霉素、丁胺卡那霉素、新霉素、大观霉素、诺氟沙星、氧氟沙星、环丙沙星、恩诺沙星等抗菌药物具有不同程度的敏感性；对青霉素、四环素、多西霉素、氯霉素、克林霉素、万古霉素等具有不同程度的耐药性。

1.2 感染类型

人的沙门氏菌病，除了食物中毒外，还能在一定条件下引起一些组织器官的炎性感染以及菌血症或败血症等多种类型的感染病（infectious diseases）。

1.2.1 食物中毒

在我国多有由沙门氏菌引起的食物中毒事件发生，涉及多种沙门氏菌。在已有的报告事件中，最早报告、规模最大、最严重的事件分别为：①最早报告事件：成都川西医院的罗建仲等（1952）报告，川西医院在1950年9月发生1起由沙门氏菌引起的食物中毒事件，中毒93人、中毒食品为卤鸭。②规模最大事件：青海门源县卫生防疫站的陈文杰等（1995）报告，在1994年8月18日，门源县青石嘴镇某村群众宗教集会，因集体食用被圣保罗沙门氏菌（*Salmonella saintpaul*）污染的牦牛肉引起食物中毒，在经调查的1 903人中发病1 397人（罹患率73.41%）。③最严重事件：按出现中毒死亡计严重性，吉林省卫生防疫站的孔庆长（1958）

报告的 1 起由鼠伤寒沙门氏菌污染猪肉引起的事件是最严重的。报告在 1956 年 8 月 20 日，德惠县某区群众因食用同一病死猪肉发病 122 人，死亡 7 人（病死率 5.74%）。

中毒食物主要是被沙门氏菌污染的肉类，其中，多为病死家畜肉（猪肉、牛肉、驴肉、马肉、兔肉、羊肉及狗肉等），另外为禽肉类（鸭肉、鸡肉等）；其他为禽蛋类（皮蛋、鸭蛋、鹌鹑蛋等），还有冰淇淋、蛋糕、卤菜、色拉、酸牛奶、凉菜等被沙门氏菌污染后也可引起。

中毒在一年四季均可发生，但也有较明显的季节性。主要是发生于 4～10 月，此季节是沙门氏菌生长繁殖的温度适期，也是人们常食冷饭（饮）的季节。中毒发生有较明显的场所特征，主要是在分食某种被沙门氏菌污染食物或集体聚餐的情况下，显然是因不能有效保证卫生要求和加工操作不规范相关。

由沙门氏菌引起的食物中毒，在不同年龄、不同性别的人群均可发生，潜伏期多在 2～48h。临床常是表现发病急剧、恶心、呕吐及不同程度的腹痛和腹泻。婴幼儿的腹泻较严重，并常出现脱水、电解质紊乱和全身衰竭；较大年龄的儿童或成人，常表现腹痛和里急后重。常有不同程度的发热，可为低热至中等发热，半数患者体温可达 39℃以上，热型不规则。常是在 3～5d 内较快恢复，但也有持续 10～14d 的，病后很少有慢性带菌者。部分患者可有肝、脾肿大，少数可出现皮疹。婴幼儿可伴有贫血、营养不良、肺炎、霉菌（mold）感染或坏死性小肠炎等。病后的免疫力不强，可重复发生。

1.2.2　其他感染病

人的沙门氏菌病主要有 3 种类型。①伤寒和副伤寒（paratyphoid fever）：伤寒由伤寒沙门氏菌引起，副伤寒由副伤寒沙门氏菌（*Salmonella paratyphi*）引起。②肠炎型：即食物中毒，这是最为常见的沙门氏菌感染类型，常是由误食大量鼠伤寒沙门氏菌、猪霍乱沙门氏菌（*Salmonella choleraesuis*）、肠炎沙门氏菌等污染的食物引起，多为集体性的发生。③败血症：此类型多见于儿童或免疫力低下的成人，以鼠伤寒沙门氏菌、丙型副伤寒沙门氏菌（*Salmonella paratyphi* C）、猪霍乱沙门氏菌、肠炎沙门氏菌等为多见。因侵入肠道的沙门氏菌进入血液所引起，并随血流进入组织、器官，导致感染，如引起脑膜炎、骨髓炎、胆囊炎、心内膜炎等，但胃肠炎很少见；临床表现高热、寒战、厌食和贫血等。

1.3 传播途径

沙门氏菌引起感染发病的传播途径，主要有以下几种形式。①多数情况是食物原料带菌，加工时引起交叉污染或加热不充分引起食物中毒；②由于食品加工、运输、贮存不规范，引起交叉污染；③被沙门氏菌污染的食物，在适宜沙门氏菌生长繁殖的条件下存放较长时间，使沙门氏菌大量生长繁殖引起致病；④烹调过的食物盛放于被沙门氏菌污染的容器内，或使用被污染的厨具再加工其他食品亦可引起；⑤因餐饮工作人员带菌而污染食品及用具，可引起就餐的健康者发病；⑥不注意平时的卫生，沙门氏菌侵入体内引起感染发病。

1.4 防治原则

对容易被沙门氏菌污染的食品（尤其是肉类和禽蛋类

等），除了在加工时的严格清洗外，那就是不能在常温下长时间存放。加工时一定要注意加热充分，食后剩余食品要冷藏，再食用时还要根据情况再次加热处理。熟食品及盛放熟食品的器具，一定不要与生肉类和禽蛋类直接接触。

对沙门氏菌病的治疗，还主要是使用抗菌类药物。通常情况下，沙门氏菌对临床常用的抗菌类药物均比较敏感；为控制可能出现的耐药性菌株，可考虑对抗菌类药物的交替使用。需要注意的是，对无并发症的肠炎型感染病通常不需要使用抗菌类药物，主要是通过支持疗法维持水、电解质和酸碱平衡，以及根据病情积极采取对症治疗措施。

2　变形菌感染病

变形菌属（*Proteus*）的奇异变形菌（*Proteus mirabilis*）和普通变形菌（*Proteus vulgaris*），是比较常见的食源性疾病（foodborne diseases）的病原菌，也称为食源性病原菌（food-borne pathogen）。其感染病（infectious diseases）类型，除了食物中毒（food poisoning）外，比较常见的还有尿道感染（urinary tract infection，UTI）。另外，奇异变形菌还能在一定条件下引起某些动物的多种类型感染病，也属于人兽共患病（zoonoses）的病原菌范畴。

2.1　病原特征

变形菌为革兰氏阴性（红色）的直杆菌（附图2、附图3，附图3源自 http：//image. haosou. com），大小为（0.4~0.8）μm×（1.0~3.0）μm，最早由德国微生物学家豪泽（Hauser）于1885年发现。早在1914年，俄国学者梅契尼科夫（Metchnikoff）等就证实了普通变形菌是一次婴儿腹泻流行的病原菌；1935年，乔丹（Jordan）和伯罗斯（Bur-rows）曾记述在美国有25次以上由变形菌引起的食物中毒事件发生；彻里（Cherry）等在1946年，报告了与奇异变形菌相关联的食物中毒暴发。在我国，近些年来由奇异变形菌引起人或动物感染病的报告屡见不鲜，且临床感染类型也是多样的，尤其在人的食物中毒更为多见；在动物中，已有在鸡、猪、牛、羊等多种家畜（禽）以及野生动物发生感染病的报告，其中尤以在鸡的感染发病表现突出。

变形菌为耐低温菌类，在4～7℃即可生长繁殖。广泛存在于污水、粪便、厩肥、堆肥、垃圾、土壤中，特别是腐败的有机质中，于这些生境中它们在对有机物的分解方面起着重要作用。人和动物的粪便带菌率很高，奇异变形菌和普通变形菌多见于人和多种动物的肠道内，也广泛分布于人及动物体表，还可在久存的熟食品上大量生长繁殖（与食物中毒直接相关）。

变形菌通常对临床常用的阿米卡星、头孢唑肟、头孢他啶、头孢曲松、头孢噻吩、头孢哌酮/舒巴坦、头孢吡肟、头孢噻肟、庆大霉素、头孢西丁、亚胺培南、哌拉西林/三唑巴坦、氨曲南等的敏感率较高，对氨苄西林、头孢唑啉、环丙沙星、复方新诺明、四环素的敏感率较低。

2.2　感染类型

人的变形菌感染病，以食物中毒和UTI表现突出。另外是能在一定的条件下，引起其他一些组织器官的炎性感染，以至菌血症或败血症等。

2.2.1　食物中毒

由变形菌引起的食物中毒，临床可分为3种类型，预后通常均良好。①胃肠型：主要表现为急性胃肠炎，潜伏期较短（通常在 1~48h，多在 3~15h），临床表现起病急骤，恶心、呕吐、腹痛（剧烈的绞痛）、腹泻（多为水样便，有的带黏液），每日大便数次至十多次（恶臭），部分病人可伴轻度里急后重，有的头痛、轻度发热、全身无力，病程较短（通常在 1~3d 可恢复），很少有死亡。引起急性胃肠炎，包括变形菌同食物一起进入胃肠道，在小肠中生长繁殖引起感染，另外则是变形菌产生的肠毒素（enterotoxin）直接引起。②过敏型：过敏型的潜伏期短（通常在 0.5~1.0h），主要表现为全身充血、颜面潮红（酒醉面容）、眼结膜充血，周身痒感，胃肠症状轻微，少数患者可出现荨麻疹，也常伴有头痛、头晕、胸闷、心跳和呼吸加快、血压下降等症状，病程短（通常在 12h 内），多是由被变形菌污染的水产品引起。此类型主要是由变形菌产生的脱羧酶，将食品中的组氨酸脱羧后形成组胺引起中毒。③混合型：同时出现上述两种类型的症状。

在我国多有由变形菌引起的食物中毒事件发生，涉及的主要是奇异变形菌，其次为普通变形菌。在已有的报告事件中，最早报告、规模最大、最严重的事件分别为：①最早报告事件：曾宪文（1957）报告在 1955 年"八一"建军节聚餐，有 8 个单位中毒 900 余人。经检验认为是由变形菌和大肠埃希氏菌（Escherichia coli）混合引起的，中毒食物为被污染的肉类（尤其是牛肉）。②规模最大事件：山东省黄岛卫生检疫局的周慧军等（1998）报告在 1997 年 6 月 21 日，某企业食堂因职工食用被奇异变形菌污染的凉拌鸡胗引起食物中毒，在就餐的 3 938 人中发病 3 258 人（罹患率 82.7%）。③最严重事件：按出现中毒死亡计严重性，重庆市第二人民医院的唐治贵等（2000）报告的 1 起因食用普通变形菌污染的卤鹅肉引起的事件是最严重的。报告在 1998 年 6 月 13 日，重庆市某镇 8 人聚餐，其中，5 人在食用了卤鹅肉后相继发病，死亡 1 人；另 3 人在当时发现卤鹅肉有腐败异味后未食用，均未发病。

相关食物主要涉及的是被变形菌污染的肉类食品（牛肉、猪肉、鸡肉、鸭肉、驴肉、兔肉等），另外为豆制品（豆浆、臭豆腐等），也有鱼类、高淀粉类、高蛋白类食品，还有比较少见的凉拌菜、蔬菜、盒饭、卤菜等食品。

中毒发生有较明显的季节性，主要发生于 5～10 月。此季节是变形菌生长繁殖的温度适期，也是人们喜食冷凉食品的季节。中毒发生有较明显的场所特征，主要发生在集体聚餐（宴）场所。事件发生的频率，依次为：酒店（含宾馆和餐厅）、集体分食、单位食堂、聚餐、家庭、个人。

2.2.2　其他感染病

奇异变形菌是引起人 UTI 的最常见病原菌，医院中尿道插管或其他导管是感染的途径之一，也是重要的医院感染菌。在适宜条件下还可引起机体其他部位的损伤，如创口、烧伤部位、呼吸道、眼、耳、咽喉等的局部感染及腹膜炎、脑膜炎、肺炎、脓性中耳炎、乳突炎、心内膜炎、腹泻、脊髓炎、菌血症和败血症等，新生儿的脐带残体被感染后还可能会引起高度致死性的败血症及脑膜炎，引起新生儿腹泻的暴发流行也是比较常见的。

2.3　传播途径

由变形菌引起的食物中毒，主要通过由此菌污染且加热不足的食物（尤其是肉类）传播；此外，亦可通过使用被此菌污染的厨具或容器等引起。医疗器械的污染、不注意平时的卫生等，均可使变形菌侵入伤口或体内引起感染发病。

2.4 防治原则

变形菌是一种很令人头疼的常见污染菌，几乎无处不在，而且很容易生长繁殖，还是耐低温的，有不少的情况下，对变形菌的污染"防不胜防"。显然，不断注意改善卫生条件是一个重要方面，另外是对凉菜、冷藏时间较长的食品，一定要格外注意保鲜，或尽量在加热处理后食用。医疗器械（尤其是插管类及输液类）及医护人员，常常构成变形菌在医院内感染的传播载体，彻底的消毒、灭菌是防止变形菌感染发生的必须操作环节。

尽管由变形菌引起的食源性感染病，通常具有肠毒素的作用，采用清除肠毒素、对症治疗的方法是必需的。但鉴于变形菌本身所具有的致病作用，尤其是防止组织器官的感染及可能会发生的菌血症及败血症等，对抗菌类药物的选择使用，在治疗过程中是必不可少的。

3 大肠杆菌病

埃希氏菌属（*Escherichia*）的大肠埃希氏菌（*Escherichia coli*），简称大肠杆菌，也是比较常用的名称。大肠杆菌是比较常见的食源性疾病（foodborne diseases）的病原菌，也称为食源性病原菌（foodborne pathogen）。实际上，大肠杆菌能在特定条件下，通过多种途径，引起人及多种养殖和野生动物感染发病，常是统称为大肠杆菌病（colibacillosis），属于人兽共患病（zoonoses）的范畴。

3.1 病原特征

大肠杆菌为革兰氏阴性（红色）短杆菌，通常大小为 $(0.5 \sim 0.8)$ μm × $(1.0 \sim 3.0)$ μm，是一种最常见的肠道病原菌（附图4、附图5，源自 http：//image. haosou. com）。早在1885年，由德国儿科医师埃希（T. Escherich）首次从婴儿粪便标本中分离得到，但在一个较长的时期里一直认为大肠杆菌为非病原菌，60余年后才确定了大肠杆菌的病原学意义。

有的大肠杆菌仅引起人发病，有的仅引起某些动物发病，有的能引起人及多种动物发病。也有的大肠杆菌是不致病的，并能构成人及多种动物肠道正常菌群的重要组成菌，发挥有益的作用。发生大肠杆菌病耐过后具有一定的免疫力，但常常是难于获得有效的保护，还可再次被感染发病。

大肠杆菌在自然界的分布广泛，主要是栖息于人及恒温动物的肠道，在其他动物的肠道中相对较少，可随粪便排出污染环境、饮水、食物等。在水、土壤、空气中，均有大肠杆菌存在。大肠杆菌对外界不利因素的抵抗力不强，通常加热到60℃经15min可被杀死，在干燥环境中也易死亡；对低温具有一定的耐受性，但快速冷冻可使其死亡。对常用的化学消毒剂均比较敏感，如5%～10%的漂白粉、3%的来苏尔、5%的石炭酸等水溶液能很快杀死大肠杆菌，对强酸、强碱也很敏感。

对常用抗菌类药物比较敏感，如临床上常用的庆大霉素、新霉素、氯霉素、卡那霉素、先锋霉素、呋喃妥因、头孢吡肟等。

3.2　感染类型

临床常见的是胃肠道感染出现腹泻，也有某些组织器官（主要是泌尿系统）及全身感染、食物中毒（food poisoning）等；不同年龄的人群均可被感染发病，但以婴幼儿更易被感染。

3.2.1　食物中毒

在我国多有由大肠杆菌引起的食物中毒事件发生，在已有的报告事件中，最早报告、规模最大、最严重的事件分别为：①最早报告事件：浙江嘉兴县卫生防疫站（1973）报告在 1971 年 5 月，某会议食堂在一天中午因食用白鸡拼盘（以生酱油调味）后有 177 人中毒（罹患率 64.6%），检验证实是由致病性大肠杆菌污染生酱油引起的，这是我国最早明确由大肠杆菌引起食物中毒的记述。②规模最大事件：湖北黄石市卫生防疫站的姚敏（1998）报告在 1996 年 9 月 28 日，在黄石市某酒店发生 1 起 450 人就餐、中毒 387 人（罹患率 86.0%）的食物中毒事件，检验证实由副溶血弧菌（*Vibrio parahaemolyticus*）和大肠杆菌混合引起，被污染的食物主要为海蟹和凉菜。③最严重事件：按出现中毒死亡计严重性，江苏常熟市疾病预防控制中心的沈美枫等（2008）报告了 1 起家庭型大肠杆菌食物中毒事件是最严重的。报告在常熟市某农村一家祖孙 3 代 3 名女性，晚饭后曾同时食用冰箱内存放的西瓜，数小时后 3 人均发生强烈腹泻、呕吐，其中的 1 名老年人主要因严重脱水死亡（病死率 33.33%）。

由大肠杆菌引起的食物中毒，主要通过由大肠杆菌污染的肉类（鸡肉、猪肉、牛肉、鸭肉、香肠等）引起；另外是高淀粉类食品（河粉、土豆、麦片、面条、米粉、速冻饺子等），水产品类食品（鱼、海蟹、海带、田螺、虾等），高蛋白类食品（猪血、牛奶等），其他食品（快餐盒饭、凉拌菜、饮料、醪糟、蔬菜、西瓜、枇杷等）等，也有比较少见的瓜果类。

中毒发生有较明显的季节性，一般是易流行于 4～10 月，高峰期多在 7～10 月，此季节的温度不仅适宜于大肠杆菌的生长繁殖，也是人们喜食冷凉食品的季节。中毒发生有较明显的场所特征，主要是发生在集体聚餐的场所，家庭发生的相对较少。

发病与临床特点是表现在不同年龄、不同性别的人群均有发生，但以中青年为常见，这可能是与聚餐机会多相关的。发病表现急骤，潜伏期多在 2～30h（通常最短的为 20min，最长的可达 120h）。临床表现几乎均有腹痛、腹泻、恶心、呕吐等消化道症状，有的还常常伴有发热、头痛、头晕、全身不适等。病程有自限性，一般多在 2～4d，轻者数小时即症状消失。病后的免疫力不强，可重复感染。

3.2.2　其他感染病

常见的是胃肠道感染，也包括特定的出血性肠炎（hemorrhagic colitis，HC）、旅游者腹泻（diarrhea in travelers，DT）；临床表现为腹泻、呕吐，有的发热。胃肠道外感染常是散发，尤其容易发生医院内的感染，包括尿道感染、伤口感染、脑膜炎、溶血性尿毒综合征（hemolytic uremic syndrom，HUS）、血栓性血小板减少性紫癜（thrombotic thrombocytopenic porpura，TTP）、肺炎、腹膜炎、菌血症、败血症等。严重患者可出现死亡。

3.3　传播途径

大肠杆菌可随粪便排出污染水源、食物等，主要是通过手或污染的水源、食物等经消化道感染。人与人、动物与动物、人与动物之间的接触，也是一个重要的传播途径；尤其在发病的人或动物粪便中带有大量病原大肠杆菌，排至体外可构成主要的传染源。

3.4　防治原则

要有效预防与控制大肠杆菌病的发生，一个重要的方面是不断注意改善卫生条件，减少环境中的大肠杆菌数量以及感染发生的机会。另一方面是通过提高机体抵抗力来抗御病原大肠杆菌的攻击，以及在可能发生感染前的针对性预防和被感染后的及时治疗。

目前，对大肠杆菌病的治疗，还主要是使用抗菌类药物。通常情况下，大肠杆菌对临床常用的抗菌类药物均比较敏感。需注意有的大肠杆菌容易产生耐药性，所以，在治疗时需对抗菌类药物选择及交替应用，以有效保证治疗效果。由大肠杆菌引起的腹泻具有自限性，治疗时需要注意补充水与电解质，以及对症治疗和控制腹泻，轻症患者可不必用抗菌类药物治疗。

4 志贺氏菌病

志贺氏菌属（*Shigella*）的细菌，通常称为痢疾杆菌（dysentery bacillus），是比较典型的食源性疾病（foodborne diseases）的病原菌，也称为食源性病原菌（foodborne pathogen）。由志贺氏菌引起的人及某些动物（尤其是非人灵长类）感染病（infectious diseases），可统称为志贺氏菌病（shigellosis），即：细菌性痢疾（bacillary dysentery），也常简称菌痢，是一种呈全球性分布、古老且重要的肠道感染病，亦属于人兽共患病（zoonoses）的范畴。

4.1 病原特征

志贺氏菌为革兰氏阴性（红色）的直杆菌，大小在（0.7～1.0）μm×（1.0～3.0）μm（附图6，源自http：//image. haosou. com），是以日本细菌学家志贺洁（Shiga Kiyoshi）的姓氏命名的，志贺洁（图2，源自http：//gensun. org）于1898年首先发现了痢疾志贺氏菌（*Shigella dysenteriae*）。

在国外有关痢疾的记述始于被尊为"西方医学之父"的古希腊生理学家、医学家希波克拉底（Hippocrates）时代

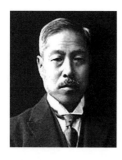

图2 志贺洁

（公元前 5 世纪），以后在欧洲各国医学书籍中陆续记载了此病。在 19 世纪，曾出现了全世界痢疾的大流行。在 19 世纪的后 10 年内，日本发生了猛烈且广泛的菌痢流行；据志贺洁于 1898 年的报告，在一个短时期内发病 89 400 人（其中死亡 22 300 人）。

在我国，很早以前就已有对痢疾的记载（其中当包括菌痢），在古代的中医将此病称为"肠澼"或"滞下"。在隋代著名医学家巢元方等撰写于公元 610 年的《诸病源候论》亦称《诸病源候总论》、《巢氏病源》中，有"赤白痢""血痢""脓血痢""热痢"等名称；在金元时代已知此病能相互传染且普遍流行，也因此有"时疫痢"之称，如在元代著名医学家朱丹溪于 1347 年著《丹溪心法》中记载："时疫作痢，一方一家之内，上下传染相似。"

志贺氏菌是人类和猩猩、猴等高等灵长类动物的肠道病原菌，人是最主要的宿主，在少数病例中可以长期带菌。在其他动物中，国内外已分别有在豚鼠、袋鼠、牛、马、猪、兔、鸡、鸭、犬、蝙蝠、蚂蚁及水产动物（鱼和贝类）等检出的报告。志贺氏菌对酸敏感，在粪便中的志贺氏菌会受到其他细菌酸性产物的影响，可在数小时内死亡；在污染物品及瓜果和蔬菜上，志贺氏菌可存活 10～20d；在适宜的温度下可于水及食品中生长繁殖，引起水源性或食源性的菌痢暴发流行。通常经加热 60℃维持 15min、或阳光照射 30min、或煮沸 2min，均能杀死志贺氏菌；志贺氏菌对多种常用消毒剂均敏感，如 1% 石炭酸、漂白粉、新洁尔灭等均能有效将其杀灭。

志贺氏菌能对 3 种或更多种抗菌类药物产生耐受性，通常对氨苄西林、氯霉素、链霉素、磺胺类药物和四环素中的某几种耐药率高，对氟喹诺酮类和第三代头孢菌素类较为敏感。

4.2 感染类型

志贺氏菌病是一种呈全球流行性的重要传染病，在饮食卫生条件不良的情况下易造成流行，迄今也仍是我国夏秋季节常见的肠道传染病。另外，也常发生临床表现多种类型的肠道外感染或败血症。对不同种及同种不同血清型的志贺氏菌来讲，在致病的严重性、病死率及流行地域等方面均存在一定的差异。

4.2.1 食物中毒

由志贺氏菌引起的食物中毒（food poisoning）事件，在我国多有发生，且地域分布广泛。另外是常常表现为规模较大，但罹患率通常不是很高和尚未发现中毒死亡事件。在引起食物中毒的志贺氏菌中，以弗氏志贺氏菌（*Shigella flexneri*）和宋内氏志贺氏菌（*Shigella sonnei*）最为常见。在已有的报告事件中，最早报告、规模最大、最严重的事件分别为：①最早报告事件：陈崇智（1962）报告的 1 起鲍氏志贺氏菌（*Shigella boydii*）事件是最早的，报告在 1961 年 8 月 29 日，某单位 86 人在同一伙房共用晚餐，餐后发病 60 人（罹患率 69.77%），中毒食物可能是咸菜。②规模最大事件：甘肃省疾病预防控制中心的张君雨等（2009）报告 1 起由宋内氏志贺氏菌污染猪肉引起的食物中毒，是规模最大的。报告在 2007 年 9 月 19 日，武威市某幼儿园 439 名幼儿在食堂就餐后发病 307 人（罹患率 69.93%）。③最严重事件：江苏无锡市卫生防疫站的华小鹃等（1997）报告由弗氏志贺氏菌与肠致病性大肠埃希氏菌（enteropathogenic *Escherichia coli*，EPEC）混合引起的 1 起，是按中毒人数和波及面计最严重的事件。报告在 1994 年 5 月 11 日，无锡市 26 所小学的 8 000 名学生在上午课间餐误食了被污染的豆奶，相继发病 1 345 人（罹患率 16.8%）。

中毒的相关食物主要涉及的是被志贺氏菌污染的肉类（牛肉、猪肉、鸡肉、羊肉、驴肉等）食品，还有相对比较少见的凉拌菜类、面包和豆奶等。中毒发生缺乏明显的季节性，但在 5~10 月多发；此季节是志贺氏菌生长繁殖的温度适期，也是人们喜食冷凉食品的季节。明显表现具有集体用餐特征（尤其是在学校），主要场所为食堂，其次为聚餐、酒店（饭店及餐厅）等。

不同年龄、不同性别的人群均可被志贺氏菌感染发病，但以幼儿和儿童为常见，这也是与此年龄段多为集体就餐（幼儿园和学校）相关联的。潜伏期多在 7~24h，主要临床症状为腹痛、腹泻、恶心、呕吐、发热等。志贺氏菌食物中毒的病程有一定的自限性，通常为 1~2d，轻者数小时即症状消失。病后的免疫力不强，可重复发生。

4.2.2 其他感染病

志贺氏菌主要是引起消化道感染发生菌痢，临床主要表现为一种急性肠道传染病，具有发病率高、流行广泛等特点，常是以腹泻、结肠黏膜呈化脓性溃疡性炎症的病变为其基本特征。人是志贺氏菌最主要的宿主，感染后发病或轻或重，在少数病例中还表现长期带菌。菌痢有急性和慢性两种类型，急性菌痢又分典型（普通型）、非典型（轻型）和中毒型3种。

志贺氏菌还能在一定的条件下，引起某些组织器官的局部感染或系统感染，常是以肺炎、中耳炎、尿道感染、关节炎等菌痢并发症的形式出现。另外是表现菌血症或败血症的全身性感染，多数菌血症、败血症病例发生在发展中国家，且以儿童多发，尤其是营养不良、免疫力低的儿童。

4.3 传播途径

志贺氏菌病通常多是发生在年龄5岁以下的儿童，主要感染途径为接触志贺氏菌感染者的带菌粪便、含志贺氏菌的食物或饮水以及由蚊子传播引起；过分拥挤的居住环境和卫生状况较差的饮水供应，是造成此病高感染率的主要原因。志贺氏菌食物中毒的传播途径主要是食物被污染，直接引起食物中毒；餐饮工作人员带菌污染食品及用具等，也可引起就餐的健康者感染。

4.4 防治原则

志贺氏菌病的发生与流行，与卫生环境直接相关；尤其是使用不洁净的水源（特别是存在粪便污染的），常常可出现菌痢的暴发或在一定区域内的流行。显然，保持水源不被污染是预防志贺氏菌病最为重要的方面；另外是饮食加工及服务人员，健康上岗以及卫生意识是必须的。环境不洁、洪水发生等，是暴发或流行菌痢的主要因素，在这种情况下需特别注意。对肉类食品的加工、运输、贮存等，防止志贺氏菌的污染是头等大事。通常所讲的"三管"（饮水、食物、粪便的卫生管理）和"一灭"（灭蝇），改善卫生环境，是预防菌痢暴发或流行的重要措施。

对志贺氏菌病的治疗，要特别注意某些组织器官或全身性感染，不可仅考虑临床止泻、调节体液平衡的对症治疗，需要使用抗菌类药物。由于志贺氏菌是极易产生耐药性的，所以在使用抗菌类药物治疗时，一定注意采用选择用药或交替用药、联合用药等方法。

5　摩氏摩根氏菌感染病

摩根氏菌属（*Morganella*）的摩氏摩根氏菌（*Morganella morganii*），偶可引起人的感染病（infectious diseases），主要是能在一定条件下引起一些局部组织器官的炎性感染，以至菌血症、败血症等。

在作为食源性疾病（foodborne diseases）的病原菌方面，我国也有由摩氏摩根氏菌引起食物中毒（food poisoning）的事件发生。与其他属于细菌性的食物中毒相比较，所占的份额较小，但罹患率还是比较高的。

5.1　病原特征

摩氏摩根氏菌为革兰氏阴性（红色）直杆菌，大小为（0.6~0.7）μm×（1.0~1.7）μm，最早由摩根（Morgan）于1906年首先描述。在我国对摩氏摩根氏菌病原学意义的认识，虽已有几十年的历史，但对其研究还不很全面，这可能是与摩氏摩根氏菌常不表现暴发流行或严重感染直接相关的。

在引起食物中毒方面，尽管摩氏摩根氏菌作为食物中毒的病原菌被发现还是较早的，但从已有的报告来看其出现的频率并不高，且多是在近十几年的；当然，这也可能是与在过去一个较长的时期里对摩氏摩根氏菌认识不够有关的。

目前，对摩氏摩根氏菌的确切生境还不甚明了，已知存在于人的粪便，狗以及其他哺乳动物和爬行动物也带菌，是机会继发性病原菌，也常被分离于败血症、呼吸道、创伤和尿道感染（urinary tract infection，UTI）的标本材料。

摩氏摩根氏菌通常对临床常用的多黏菌素、红霉素、氨苄青霉素、青霉素和头孢菌素等具有抗性，对萘啶酸、羧苄青霉素、氨基糖苷类和氯霉素等敏感，对四环素和磺胺类等的敏感性在株间有差异。

5.2 感染类型

摩氏摩根氏菌在人的致病作用，主要表现为医源性感染的一种重要病原菌。在通常情况下，并不作为某些部位的原发性病原菌。

5.2.1 食物中毒

在我国，由摩氏摩根氏菌引起食物中毒的报告不是多见的。在已有的报告事件中，最早报告、规模最大、最严重的事件分别为：①最早报告事件：在明确由摩氏摩根氏菌引起的食物中毒方面，原山东省淄博卫生医士学校的杜希贤（1961）报告的 1 起是最早的记述。报告在 1959 年 9 月 15 日，淄博市某工厂 137 名职工在食堂就餐后发生摩氏摩根氏菌食物中毒 77 人（罹患率 56.2%），中毒食物是变质羊杂。②规模最大事件：西宁铁路卫生监督所的唐秀英（2003）报告的 1 起，因食用被摩氏摩根氏菌污染的凉拌菜引起的事件是规模最大的。报告在 2001 年 6 月 14 日,青海西宁某学校 310 名学生在食堂早餐后发病 195 人(罹患率 62.9%)。③最严重事件:在原山东省淄博卫生医士学校的杜希贤"变形杆菌食物中毒"(1964)文中记述,陈明初等在 1960 年报告了 1 起摩氏摩根氏菌食物中毒事件,在 157 例患者中死亡 13 人(病死率 8.28%),这是由摩氏摩根氏菌引起食物中毒的最严重事件。

由摩氏摩根氏菌引起的食物中毒,通常潜伏期多在 48h 内,不同年龄的人群均有发生。临床主要表现为发热、腹痛、呕吐、腹泻(水样便),有的面部发红。一般预后良好,经治疗后多在 1~3d 内痊愈。

相关食物主要涉及的是被摩氏摩根氏菌污染的肉类食品(猪肉、牛肉、鸡肉等),另外为水产品(主要为海产品类),还有凉拌菜、冷食品等。

中毒发生有较明显的季节性,主要发生于 6~9 月。此季节是摩氏摩根氏菌生长繁殖的温度适期,也是人们喜食冷凉食品的季节。中毒发生有较明显的场所特征,主要发生在集体聚餐场所,包括酒店、集体食堂、饭店等,家庭发生的很少见。

5.2.2 其他感染病

摩氏摩根氏菌是在医院感染中比较常见的病原菌,常可分离于住院患者的血液、痰、胆汁、脓汁及创伤分泌物,在尿道感染中也具有重要致病作用。近年来,也有作为菌血症、败血症、关节炎、眼球炎、脑膜炎、局部脓肿,中耳炎等病原菌的报告。

摩氏摩根氏菌也曾被认为是腹泻的病原菌,但除了引起食物中毒外，由其引起的腹泻是很少见的。对此菌在肠道中的病原作用，尚有重新评估的必要。

5.3 传播途径

由摩氏摩根氏菌引起的食物中毒，主要是通过由此菌污染、又加热不足的食物（尤其是肉类）传播。此外，亦可通过使用被此菌污染的厨具或容器等引起。医疗器械的污染及医护人员带菌、个人不注意平时的卫生等，均可使摩氏摩根氏菌侵入伤口或体内引起感染发病。

5.4 防治原则

对由摩氏摩根氏菌引起的食物中毒以及其他感染病的预防，平时注意环境卫生和食物不被污染是必需的。尤其是在温热季节，不可直接食用在室温条件下长久放置的食物。

在治疗由摩氏摩根氏菌引起的食物中毒以及其他感染病时，除了一般的必要对症治疗外，抗菌类药物的使用是一个重要方面。通常情况下，摩氏摩根氏菌对临床常用的抗菌类药物还都是比较敏感的。

6 柠檬酸杆菌感染病

柠檬酸杆菌属（*Citrobacter*）中明确具有医学临床意义的，包括弗氏柠檬酸杆菌（*Citrobacter freundii*）、布氏柠檬酸杆菌（*Citrobacter braakii*）和科泽氏柠檬酸杆菌（*Citrobacter koseri*）。其中，以弗氏柠檬酸杆菌与医学临床关系密切，能在一定条件下引起人的某些组织器官炎性感染，以至败血症等感染病（infectious diseases）。在动物中，主要是能作为鱼类的一种重要病原菌，也可在某种意义上将此菌列为人及鱼类共染病原菌的范畴。

在由细菌引起的食物中毒（food poisoning）方面，近些年来我国已陆续有由柠檬酸杆菌引起的报告。但与其他细菌性食物中毒相比较，所占的份额还是较小的。

6.1 病原特征

柠檬酸杆菌为革兰氏阴性（红色）的直杆菌，大小为 $1.0\mu m \times (2.0 \sim 6.0)$ μm（附图 7、附图 8）。在自然界广泛分布，是人和多种动物（包括哺乳类、鸟类、爬行类、两栖类等）肠道正常菌群的构成菌，常见于粪便材料或被粪便污染的地方，也常见于土壤、水和食物中。由于其常在粪便中检出，所以此菌也被列在了作为环境及食品等的粪源性污染的卫生细菌学指标。在医院，主要被分离于痰、尿、分泌物、血液、胆汁、脑脊液、腹腔积液等标本材料。

柠檬酸杆菌通常对临床常用的哌拉西林、庆大霉素、头孢呋辛、头孢唑林、复方磺胺甲噁唑等的耐药率较高，对亚胺培南、环丙沙星、阿米卡星、头孢吡肟、哌拉西林/三唑巴坦等的敏感率较高。

6.2 感染类型

在适宜的条件下，弗氏柠檬酸杆菌可引起人的多种感染类型，尤其是引起尿道和呼吸道等局部组织器官的感染。

6.2.1 食物中毒

在引起食物中毒的柠檬酸杆菌中，以弗氏柠檬酸杆菌最为常见。在我国已有一些由柠檬酸杆菌引起食物中毒的报告，尽管出现的频率较低，但罹患率还是较高的。在已有的报告事件中，最早报告、规模最大、最严重的事件分别为：①最早报告和最严重事件：新疆医学院第一附属医院的孙蕙蓉等（1986）报告在1985年7月某日，在新疆乌鲁木齐市卡子湾某厂学徒工宿舍发生1起由柠檬酸杆菌引起的食物中毒，5人在进食了前一天由620km以外的富蕴县带来的炒羊肉和剥皮的熟鸡蛋后约1h相继发病，同宿舍未食用的无一人发病。按罹患率计严重性，此事件也是最严重的。②规模最大事件：解放军405医院的王光华等（1995）报告在1994年8月26日，某部3个食堂的170人就餐后发病103人（罹患率60.59%），是因食用了被弗氏柠檬酸杆菌污染的猪肉引起的食物中毒。

由弗氏柠檬酸杆菌引起的食物中毒事件，缺乏比较明显的规律性。通常的潜伏期多在 0.5～14.5h 不等，主要临床表现为呕吐、恶心、腹痛、腹泻（多为水样便）等消化道症状，有的伴有发热、头晕、头痛、乏力等。

主要发生在集体就餐的场所，包括集体食堂和酒店（饭店及餐厅）。中毒相关食物主要是蛋白含量高的食品，包括肉类（猪肉、牛肉等）、凉拌菜、水产品、卤藕、米饭等。

6.2.2　其他感染病

柠檬酸杆菌作为人的条件病原菌，可在社区或医院内发生感染，最容易出现的感染部位是尿道和呼吸道。也常可在一些慢性疾病如白血病、自身免疫性疾病或医疗插管术后的泌尿道及呼吸道中检出。可引起败血症、脑膜炎、骨髓炎、中耳炎和心内膜炎等，常是在适宜的条件下引发感染。

6.3　传播途径

由弗氏柠檬酸杆菌引起的食物中毒，主要通过由此菌污染且加热不足的食物（尤其是肉类）、凉拌菜、剩饭菜等传播。此外，亦可通过使用被此菌污染的厨具或容器等引起。在医院，主要通过被污染的医疗器械、污物等传播。

6.4　防治原则

柠檬酸杆菌常常可污染食物、医疗器械、环境等，而且很容易生长繁殖。显然，不断注意改善卫生条件是预防柠檬酸杆菌感染的一个重要方面，另外是对凉菜、剩饭菜等要特别注意保鲜。医疗器械及医院环境的彻底消毒、灭菌，是防止柠檬酸杆菌感染发生的必须操作环节。

对由柠檬酸杆菌引起的食物中毒以及其他感染病，除了对症治疗的常规疗法外，也需要根据病情使用抗菌类药物，以控制组织器官的局部感染或发生败血症感染。

7 肠杆菌感染病

肠杆菌属（*Enterobacter*）中明确具有医学临床意义的，主要是阴沟肠杆菌（*Enterobacter cloacae*）和阪崎氏肠杆菌（*Enterobacter sakazakii*）。其中的阴沟肠杆菌是人类及多种动物（主要是鸡、猪）共染的一种重要病原菌，也属于人兽共患病（zoonoses）的病原菌范畴。

在由细菌引起的食物中毒（food poisoning）方面，近年来我国也有由阴沟肠杆菌引起的事件发生；但与其他细菌性食物中毒相比较，所占的份额较小。尽管阪崎氏肠杆菌也是在国际上已明确的食源性疾病（foodborne diseases）的病原菌，也称食源性病原菌（foodborne pathogen）；但就引起食物中毒来讲，在我国还没有明确的记述。

7.1 病原特征

肠杆菌为革兰氏阴性（红色）的直杆菌，大小为(0.6～1.0) μm×（1.2～3.0）μm（附图9），最早被分类命名的是阴沟肠杆菌。在国外有文献记载的一次最大规模的肠杆菌感染暴发，是发生在1970年中期至1971年春，此间在美国全国范围内至少有378人发生了败血症感染；原因是被污染的螺纹瓶盖的弹性垫圈，瓶内装有由一家制造商生产的肠外液。在我国，近年来的一些报告显示由阴沟肠杆菌引起人的感染病（infectious diseases），涉及多种类型。

肠杆菌广泛分布于自然界的腐物、土壤、污物、植物、蔬菜、动物与人类的粪便、水和日常食品中，也存在于人及动物的皮肤、呼吸道、泌尿道等部位。在临床标本中，常可从尿液、痰液、呼吸道分泌物、脓汁等材料中检出，也偶尔从血液和脑脊液分离到。在医院内，更是多种物体表面的普遍污染菌及医院内感染菌。阴沟肠杆菌更常见于人及其他动物的粪便、污水、土壤及水中等，也偶见于动物的尿液、脓汁及其他病理材料中。

在对抗生素类药物的敏感性方面，阴沟肠杆菌比较容易产生耐药性。通常是以对氨苄西林/舒巴坦和头孢西丁的耐药率较高，对头孢他啶、头孢噻肟、头孢曲松、头孢哌酮、氨曲南、庆大霉素、阿米卡星、妥布霉素、奈替米星、环丙沙星、氧氟沙星、左旋氧氟沙星、加替沙星等也存在不同程度的耐药性，对头孢吡肟、亚胺培南、美洛培南、厄他培南的敏感性较高。

7.2 感染类型

阴沟肠杆菌在人的感染，常见的是发生在组织器官的系统感染，尤其是呼吸系统和泌尿系统，主要表现为肺部感染、尿道感染（urinary tract infection，UTI）。另外是在一定条件下，可引起食物中毒的暴发。

7.2.1 食物中毒

在已有报告由阴沟肠杆菌引起的食物中毒事件中，最早报告、规模最大、最严重的事件分别为：①最早报告事件：河北省秦皇岛市卫生防疫站的王振（1996）报告在1995年7月19日，秦皇岛市某疗养院38名疗养人员外出旅游，中午11：00时食用了配餐的蛋糕和火腿肠等，相继发病18人（罹患率47.37%），检验证实是由阴沟肠杆菌污染了火腿肠引起的。②规模最大事件：山东省滕州市卫生防疫站的徐文杰等（2006）报告的2起，是中毒规模最大的。报告滕州市在2003年发生两起由阴沟肠杆菌引起的食物中毒事件，1起为10月2日发生在某酒店举办的婚宴，进餐85人、发病26人（罹患率30.59%），由食用阴沟肠杆菌污染的烧鸭引起；另1起发生在9月，某学校食堂集体食物中毒。两起事件，共有252人中毒。③最严重事件：按罹患率计严重性，福建省厦门市思明区疾病预防控制中心的高亚色等（2008）报告的1起是最严重的。报告在2008年1月22日，思明区某家庭4人在晚餐后相继出现食物中毒症状。检验证实，是由食用外购的被阴沟肠杆菌和金黄色葡萄球菌（*Staphylococcus aureus*）混合污染的姜母鸭引起的。

阴沟肠杆菌引起食物中毒，通常表现为潜伏期在0.5～20h不等，多是发生在7～10月。主要临床表现为呕吐、恶心、腹痛、腹泻（以水样便为主）等消化道症状，有的伴有发热、头晕、乏力等。

中毒多发生在分食的情况下，集体就餐、家庭的均不多见。中毒的相关食物，主要是肉类（火腿肠、鸭）食品、快餐盒饭等，也有鱼类食物的。

7.2.2　其他感染病

阴沟肠杆菌是肠杆菌属中一种在临床出现频率最高的病

原菌，主要的感染部位是呼吸道、尿道、伤口，有时亦可引起心内膜炎、心室炎及脑膜炎，以至菌血症、脓毒症、败血症（主要是发生在婴幼儿）等。近年来由阴沟肠杆菌引起的医院内感染，不仅其感染率呈现逐年上升的趋势，而且感染类型也趋于多样化和复杂化，越来越多的资料显示此菌已成为一种重要的医源性病原菌。存在基础疾病、年老体弱、机体抵抗力低下者，更容易被感染发病。

7.3 传播途径

由阴沟肠杆菌引起的食源性感染病，主要通过由此菌污染且加热不足的食物（尤其是肉类及快餐食物）、不洁的饮水等传播。此外，亦可通过使用被此菌污染的厨具或容器、带菌的餐饮服务人员等引起。医疗器械的污染（尤其是呼吸系统及泌尿系统插管）、不注意平时的卫生等，均可使阴沟肠杆菌侵入伤口或体内引起感染发病。

7.4 防治原则

肠杆菌是一种比较常见的污染菌，主要的来源于粪便和污水，而且很容易生长繁殖。在平时注意不断改善卫生条件（尤其是医院内的环境卫生），是预防由肠杆菌引起感染的一个重要方面。医疗器械（尤其是插管类及输液类器具）及医护人员，常常构成肠杆菌在医院内感染的传播载体，经常性的消毒、灭菌，是防止肠杆菌感染发生的必须操作环节。

对由肠杆菌引起的食物中毒，除了采取对症治疗的方法外，还需要进行抗菌治疗，以防止组织器官的系统感染、甚至可能会发生的菌血症及败血症等。对食物中毒以外的其他感染类型，抗菌类药物的使用是必需的，这对那些机体抵抗力低下的患者来讲尤为重要。

8 克雷伯氏菌感染病

克雷伯氏菌属（*Klebsiella*）的多种细菌，均具有病原学意义。其中的肺炎克雷伯氏菌（*Klebsiella pneumoniae*）是最为常见和重要的病原菌，主要是能引起人及多种动物（家畜、家禽及野生动物）的呼吸系统感染病（infectious diseases），并能在一定条件下引起泌尿道以及其他一些组织器官的炎性感染以及败血症等，是人兽共患病（zoonoses）的病原菌。

尽管克雷伯氏菌还没有被列入食源性疾病（foodborne diseases）的病原菌，即食源性病原菌（foodborne pathogen）的范畴，但确实能够引起食物中毒（food poisoning）。在我国，近年来已有由克雷伯氏菌引起食物中毒的报告，其中主要是肺炎克雷伯氏菌，另外是产酸克雷伯氏菌（*Klebsiella oxytoca*）；但总体来讲，在由细菌引起的食物中毒事件中，其出现频率还是比较低的。

8.1 病原特征

克雷伯氏菌为革兰氏阴性（红色）的直杆菌，大小为$(0.3 \sim 1.0)$ μm × $(0.6 \sim 6.0)$ μm（附图10、附图11）。

最先被发现的是肺炎克雷伯氏菌，由弗里德兰德（Friedländer）于 1883 年在患大叶性肺炎病人的肺组织中发现，也因此曾被称为弗里德兰德杆菌。

肺炎克雷伯氏菌在自然界中广泛分布于土壤、水、谷物、水果及蔬菜中，也常见于人和动物的呼吸道、肠道及泌尿生殖道中。也被认为是人正常肠道栖息菌，但其数量很少。在临床材料中，可见于痰液、咽拭子、尿液、分泌物、引流液、穿刺液、血液、脑脊液、脓汁、渗出液、胸腔及腹腔积液、胆汁等。

大部分从临床分离的克雷伯氏菌，尤其是来源于医院内感染病人的菌株，多表现对 β - 内酰胺类、先锋霉素、氨基糖苷类、四环素、氯霉素、磺胺、甲氧苄胺嘧啶等抗菌药物有抗性，一般均对青霉素有抗性。

8.2 感染类型

肺炎克雷伯氏菌能在一定条件下引起人的多种类型感染病，发病特点主要表现为散发病例，很少呈现流行的形式。但在人的医院内感染、婴幼儿肠炎、食物中毒等，也常可出现局部的群体暴发。

8.2.1 食物中毒

在引起食物中毒的克雷伯氏菌中，以肺炎克雷伯氏菌为常见。在已有的报告事件中，最早报告、规模最大、最严重的事件分别为：①最早报告和规模最大事件：济南铁路局卫生防疫站的李万军等（1999）报告在 1998 年 7 月 14～16 日，在济南某酒店开会的 455 人中，422 人食用了由会务人员从批发部购进的冰淇淋后发病 64 人（罹患率 15.17%）。检验表明，是由肺炎克雷伯氏菌污染冰淇淋引起的。按发生中毒人数计，此事件也是规模最大的。②最严重事件：按罹患率 100% 计事件的严重性，浙江海宁市疾病预防控制中心的顾孝楣等（2005）报告的 1 起是最严重的。报告海宁市某中学在 2003 年 9 月 16 日发生 1 起食物中毒事件，有 42 名学生在学校食堂就餐后相继发病，此 42 名学生均食用过凉拌豆腐（罹患率 100%）。检验证实，是由肺炎克雷伯氏菌污染凉拌豆腐引起的。

由肺炎克雷伯氏菌引起的食物中毒事件，主要临床表现为呕吐、恶心、腹痛、腹泻等消化道症状，有的伴有发热、乏力等；潜伏期有的较短（2h 左右）、有的较长（46h 左右）。

中毒主要为群体（聚餐或分食同种被污染的食物）发生，多是发生在 2~10 月。明确或可疑的中毒食物，包括被克雷伯氏菌污染的冰淇淋、猪肉、冷荤菜、豆腐、快餐盒饭等。

8.2.2 其他感染病

从医学临床标本分离的主要为肺炎克雷伯氏菌，最常见的是引起支气管炎、肺炎、泌尿道和创伤感染，并在一定的条件下可导致严重的败血症、脑膜炎、腹膜炎、婴幼儿肠炎等。另外是已构成医源性感染的重要病原菌，尤其是存在基础疾病、年老体弱、机体抵抗力低下者，很容易发生由肺炎克雷伯氏菌引起的感染，且感染的类型更是比较复杂。

8.3 传播途径

存在于空气及环境中的克雷伯氏菌，能够通过污染食物后引起食源性感染病，亦可通过使用被此菌污染的厨具或容器、带菌的餐饮服务人员等传播。在医院内的感染，主要是因使用被污染的医疗器械（尤其是呼吸系统及泌尿系统插管）、不注意平时的卫生等引起。

8.4 防治原则

要有效预防由克雷伯氏菌引起的感染，在平时注意不断改善卫生条件（尤其是医院内的环境卫生）是很重要的。在医院，不洁的空气、医疗器械（尤其是插管类及输液类器具）及医护人员，常常构成克雷伯氏菌在医院内感染的传播载体，经常性的消毒、灭菌，保持气道的通畅，是防止克雷伯氏菌感染发生的必须操作环节。

发生由克雷伯氏菌引起的感染病后，使用抗菌类药物治疗是不可缺少的有效措施。需要特别注意的是，因克雷伯氏菌很容易产生耐药性菌株，所以临床需要选择敏感抗菌药物和交替用药，还要注意控制可能会发生的继发感染。对属于食物中毒感染类型的胃肠道症状，还要采取对症治疗的方法。

9 类志贺邻单胞菌感染病

邻单胞菌属 (*Plesiomonas*) 的类志贺邻单胞菌 (*Plesiomonas shigelloides*),是近年来发现的人类腹泻病原菌,也能在一定条件下引起某些局部组织器官的炎性感染,以至败血症等感染病 (infectious diseases)。

类志贺邻单胞菌在作为食物中毒 (food poisoning) 的病原菌方面,尽管在我国已较早被明确,但从已有的报告来看其出现的频率并不高,且多是在近十几年的。

9.1 病原特征

类志贺邻单胞菌为革兰氏阴性 (红色) 的圆端直杆菌,大小为 (0.8~1.0) μm×3.0μm,首先由弗格森 (Ferguson) 等在 1947 年报告从美国密执安州一名临床病历不祥的患者粪便中分离得到。类志贺邻单胞菌在人的感染病主要是腹泻,自弗格森等发现此菌后,在较长时间内对此菌的研究进展不大。在 20 世纪 60 年代中期,由于在日本、英国和捷克等国家,从急性胃肠炎暴发和食物中毒事件调查中相继发现此菌后,才重新引起人们的关注。1965 年 7 月发生于日本和歌山行政区一农村的 1 起食物中毒事件,经检验表明是因误食污染有类志贺邻单胞菌的咸鱼所引起。

类志贺邻单胞菌广泛存在于自然界，可从泥土、水、人及多种温血或冷血动物分离得到。通常认为由此菌所引发人的急性腹泻是经水传播的，在国外有报告流行区的池水、河滩水和泥土标本中的此菌分离率高达38.6%。狗、猫、淡水鱼，常作为此菌的天然贮存宿主。在鱼中此菌分离率很高，尤其是鳊、鳙、草鱼等。我国自1986年以来对此菌分布进行了广泛的调查，已涉及52种养殖及野生动物。

类志贺邻单胞菌通常表现对氯霉素、先锋霉素、痢特灵、链霉素、四环素、卡那霉素、庆大霉素、巴龙霉素、复方新诺明、环丙沙星、诺氟沙星等敏感，对青霉素、红霉素和氨苄青霉素等耐药。

9.2 感染类型

由类志贺邻单胞菌引起的人急性腹泻和食物中毒以及其他类型感染病的报告，在近年来屡见不鲜，并已明确了它的肠道病原菌意义。

9.2.1 食物中毒

在已有报告由类志贺邻单胞菌引起的食物中毒事件中，最早报告、规模最大、最严重的事件分别为：①最早报告事件：锦州铁路中心卫生防疫站的王世荣等（1989）报告在1987年8月21日，某铁路配件厂职工食堂38人晚饭就餐后发病20人（罹患率52.63%），检验证实是由类志贺邻单胞菌污染海杂鱼引起的。②规模最大事件：四川省资中县疾病预防控制中心的邹红敏（2011）报告的1起是规模最大的。

报告在资中县某酒楼同餐进食 460 余人，有 209 人先后发病（罹患率约 45.43%）。③最严重事件：按罹患率计严重性，浙江省宁波市北仑区卫生防疫站的李岳良等（1994）报告的 1 起是最严重的。报告在 1993 年 8 月 21 日，北仑区某厂发生食物中毒，晚饭就餐的 14 人发病 12 人（罹患率 85.71%），检验证实是由食用被类志贺邻单胞菌污染的午餐剩余的豆腐肉丝汤引起的。

由类志贺邻单胞菌引起的食物中毒，潜伏期的长短不一（多在 10h 左右），多发生在 5～9 月。中毒食物主要是被类志贺邻单胞菌污染的鱼类、鸡肉、鸭肉、调料、豆制品等。

主要临床表现为呕吐、恶心、腹痛、腹泻（以水样便为主）等消化道症状，有的伴有发热、寒战、头晕、头痛、乏力等。

9.2.2　其他感染病

由类志贺邻单胞菌引起的人腹泻病，临床表现常以发热、腹泻、腹痛、恶心、呕吐、水样便或黏液脓血便为特征。潜伏期短至数小时，长者可达 7d（多在 1～2d）。多数患者表现为轻症腹泻、不发热或低热、水样稀便（每天 2～3 次），病程数日至一周，少数重症患者可有由霍乱弧菌（*Vibrio cholerae*）引起的霍乱（cholera）样严重水泻。偶有由志贺氏菌（*Shigella*）引起的细菌性痢疾（bacillary dysentery）样症状，表现为 39℃ 以上的高热，伴有乏力、恶心、呕吐、头痛、身痛及黏液脓血便。

此外，类志贺邻单胞菌还能在一定条件下引起腹膜炎、脑膜炎、尿道感染（urinary tract infection，UTI）、肺炎、败血症等胃肠道外感染病，但相对还是较少见的。

9.3 传播途径

淡水鱼及宠物（犬、猫等）携带类志贺邻单胞菌，常常会污染食物、饮水等引起食源性感染病的发生。病人和带菌者，也可成为传染源。集体进食被类志贺邻单胞菌污染的食物（尤其是水产品），常可引起感染病的暴发甚至流行。此病虽多为常年散发形式，但也可在夏秋炎热季节呈暴发流行，特别是在水源被污染的情况下。

9.4 防治原则

为预防由类志贺邻单胞菌引起感染的发生，需要特别注意不能生食水产品类以及有效控制水源的污染；也不要用盛放过生水产品的餐具直接盛放食物。平时的良好卫生习惯也是一个重要方面，尤其是要防止宠物（主要是犬、猫）带来对环境、食物、饮水、餐具的污染。

对由类志贺邻单胞菌引起的腹泻及食源性感染病，主要是采取补液和对症治疗的方法。对抵抗力低下或存在原发基础疾病的老年患者、或病情严重患者，需要使用抗菌类药物治疗。对肠道外感染类型，使用抗菌类药物治疗是首选的方法。通常情况下，类志贺邻单胞菌对临床常用的抗菌类药物还都是比较敏感的。

10　雷氏普罗威登斯菌感染病

　　普罗威登斯菌属（*Providencia*）的细菌，主要是雷氏普罗威登斯菌（*Providencia rettgeri*）具有一定的医学临床意义。在人主要是能引起尿道感染（urinary tract infection，UTI）；也能在一定条件下引起某些局部组织器官的感染、败血症以及消化道感染发生腹泻等类型的感染病（infectious diseases）。

　　雷氏普罗威登斯菌并非属于食源性疾病（foodborne diseases）的食源性病原菌（foodborne pathogen）范畴，但在我国已有引起食物中毒（food poisoning）的事件发生。不过，与其他由细菌引起的食物中毒事件相比较，所占的份额较小，但罹患率还是比较高的。

10.1　病原特征

　　雷氏普罗威登斯菌为革兰氏阴性（红色）的直杆菌，大小为（0.6~0.8）μm×（1.5~2.5）μm，首先由美国细菌学家雷特格（Rettger）于 1904 年分离到。可以说对雷氏普罗威登斯菌的发现还是较早的，但对其研究并不很广泛和深入；直接的影响因素，很可能是此菌在病原菌中尚缺乏重要性及代表性。

普罗威登斯菌的生境尚不十分明确,大多数菌株可从人的多种临床标本(腹泻大便、尿道感染、伤口、烧伤和菌血症患者)及被污染的环境中分离到,也可从小鸡粪便中分离到,苍蝇也是此菌的宿主并能将其传播到周围环境。雷氏普罗威登斯菌通常分离于住院的和插尿管病人的尿中,较少分离于其他场所,罕见分离于粪便及肠道材料。

雷氏普罗威登斯菌的耐药性不强,耐药菌株也相对并不普遍,对多种常用的抗生素通常表现敏感。从发生食物中毒分离的菌株,通常表现对氟哌酸、庆大霉素、复方新诺明、丁胺卡那霉素、羧苄青霉素等敏感,对青霉素、氯霉素、红霉素等耐药。

10.2 感染类型

雷氏普罗威登斯菌在人的感染发病,除了比较多见的UTI 以外,其他感染类型都是比较少见的。

10.2.1 食物中毒

在已有报告由雷氏普罗威登斯菌引起食物中毒的事件,其中最早报告、规模最大、最严重的事件分别为:①最早报告和规模最大事件:原天津市立第一医院的冷书章等(1960)报告在1959年5月31日,天津市某医院在培训班学生126人中发生食物中毒患者46人(罹患率36.51%),相关中毒食物是被雷氏普罗威登斯菌污染的酱豆腐和卤鱼。按发生中毒人数计,此事件也是规模最大的。②最严重事件:按罹患率计严重性,河北邢台市卫生防疫站的任红卫等

（1994）报告的 1 起是最严重的。报告在 1991 年 12 月 4 日，邢台市某厂 29 名职工在午餐后全部发生食物中毒，检验证实是因进食被雷氏普罗威登斯菌污染熟牛肉引起的。

由雷氏普罗威登斯菌引起的食物中毒，潜伏期多在 2.5~18h。通常发生在 5~12 月，但多数是在 7~9 月。临床主要表现为腹痛、腹泻、恶心、呕吐等消化道症状，有的伴有发热、头痛、头晕、乏力等；病程有自限性，一般为 1~3d（轻者数小时即症状消失）。相关中毒食物主要为肉类（猪肉、牛肉等），其次为水产品（鱼、虾类）。

10.2.2　其他感染病

雷氏普罗威登斯菌是 UTI 的重要病原菌，常是因插尿管和导尿损伤病人的尿道引起。另外，可引起伤口和烧伤的感染以及败血症，还可引起角膜炎、泪囊炎、结膜炎和眼内炎等眼部感染，也有报告称能引起成人的旅游者腹泻。

10.3　传播途径

雷氏普罗威登斯菌比较容易生长繁殖，可以通过污染食物引起食物中毒。另外是由雷氏普罗威登斯菌引起的其他感染病，常常表现为医院内的感染。雷氏普罗威登斯菌污染了医疗器械、液体治疗剂等，造成直接的接触感染。

10.4　防治原则

预防食源性雷氏普罗威登斯菌的感染，饮食卫生是首要的，尤其在夏秋季节，特别是对剩饭要加热处理。预防由雷氏普罗威登斯菌引起的医院内感染，最有效的措施是对医疗器械、医疗环境的定时消毒处理，有条件的还要定期进行环境中细菌种类与数量的检测。

对雷氏普罗威登斯菌感染治疗，除一般对症疗法外，敏感抗菌类药物的应用是必需的，也有利于控制菌血症或败血症的发生。

11 耶尔森氏菌病

耶尔森氏菌属（*Yersinia*）的小肠结肠炎耶尔森氏菌（*Yersinia enterocolitica*），是食源性疾病（foodborne diseases）的病原菌，也称食源性病原菌（foodborne pathogen）。小肠结肠炎耶尔森氏菌能引起人及多种动物发生感染病（infectious diseases），常统称为耶尔森氏菌病（yersiniosis），属于人兽共患病（zoonoses）的范畴。

11.1 病原特征

耶尔森氏菌为革兰氏阴性（红色）的直杆菌或球杆状，大小在$(0.5 \sim 0.8)$ μm$\times(1 \sim 3)$ μm，是以在1894年首先分离获得鼠疫耶尔森氏菌（*Yersinia pestis*）的法国细菌学家耶尔森（A. J. É. Yersin）的姓氏命名的（图3，源自http：//en. wikipedia. org）。

在国内外早期对小肠结肠炎耶尔森氏菌的明确报告，均主要是引起临床以胃肠道感染为特征的疾病，且一直到现在也还仍是主要的感染类型。小肠结肠炎耶尔森氏菌是在1933年被首先发现于美国纽约州，美国学者派克（Pike）等于1934年首先对此菌作了描述。1939年，施莱夫施泰因

（Schleifstein）和科尔曼（Coleman）在美国从急性胃肠炎患者的粪便中首先分离得到。

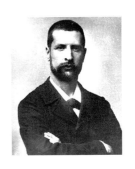

图3　耶尔森

小肠结肠炎耶尔森氏菌具有广泛分布特征，在我国现已有从人和多种动物（猪、牛、鸡、蛇、多种鼠类、犬、鸭、野鸟、羊等）以及污水、食品、牛奶、肉类、蔬菜、市场售肉的肉墩中等检出的报告。

小肠结肠炎耶尔森氏菌对热比较敏感，通常在60℃加热30min或65℃水浴中1min可全部被杀死；对低温有较强的耐受性，4℃可存活18个月，不仅能在4℃存放的奶中生长，且细菌数能在7d内达到10^7个/ml并能与基础菌相很好地竞争，但在冷冻条件下可引起死亡和亚致死性损伤，在 -8℃保存的鸡肉中于90d后的菌数仅略有减少，较其他革兰氏阴性菌更能耐受高pH值，对低浓度KOH溶液有更强的抵抗力。

小肠结肠炎耶尔森氏菌通常表现对丁胺卡那霉素、先锋必、卡那霉素、痢特灵、庆大霉素、氯霉素等敏感，对多黏菌素B、妥布霉素、新霉素、先锋霉素Ⅴ、链霉素、头孢羟唑等敏感或中介，对复方新诺明、四环素、氨苄青霉素、红霉素耐药，均对洁霉素、青霉素等耐药。

11.2　感染类型

耶尔森氏菌病在临床以胃肠道感染（表现腹泻）类型最为常见，另外是呈某些组织器官的局部感染或败血症感染以及食物中毒（food poisoning），流行形式包括暴发和散发（主要为散发）。

人耶尔森氏菌病的临床表现，约有2/3的患者以急性胃肠炎、小肠结肠炎、末端回肠炎为主，约1/3的患者以败血症为主并常伴随肝脓肿，部分病例有慢性化倾向。其他组织器官也会发生变化，如活动性关节炎和结节性红斑等变态反应性病变。

11.2.1　食物中毒

在食物中毒方面，近些年来我国已陆续有由小肠结肠炎耶尔森氏菌引起的报告。但与其他细菌引起的食物中毒相比较，所占的份额较小。在已有报告由小肠结肠炎耶尔森氏菌引起的事件中，最早报告、规模最大、最严重的事件分别为：①最早报告事件：甘肃省兰州市城关区卫生防疫站的孙殿斌等（1987）报告在1986年7月，兰州市城关区发生因食用了被小肠结肠炎耶尔森氏菌污染的病死牛肉后，在进食的205人中有107人发病（罹患率52.2%），同一人群未食用者无一人发病。②规模最大和最严重事件：沈阳市卫生防疫站和中国预防医学科学院流行病学微生物学研究所（1987）报告在1987年3月6~17日，沈阳市某中等专科学校集体食堂由小肠结肠炎耶尔森氏菌引起食源性急性腹泻暴发，传染来源为被污染的蔬菜。在教职工和学生722人中，共发病352人（罹患率48.75%）。按发生中毒人数计，此事件也是最严重的。

摄食了被小肠结肠炎耶尔森氏菌污染的食品后，可发生相应的胃肠型细菌性食物中毒（bacterial food poisoning, gastroenteric type）。临床主要表现为腹痛、发烧、四肢无力、食欲差、腹泻、恶心、呕吐等症状。引起中毒的食物主要是肉类。

因小肠结肠炎耶尔森氏菌易在低温生长，所以由其引起的感染病也被称为"冰箱病"。

11.2.2 其他感染病

小肠结肠炎耶尔森氏菌除了主要引起胃肠炎等胃肠道感染外，还能在机体抗感染能力低下时引发败血症感染，在婴幼儿感染此菌时很易发生。还可引起关节炎、肠系膜淋巴结炎、肝炎、荨麻疹、腱鞘炎、骨髓炎、肺炎、虹膜睫状体炎、脉络膜炎、动脉炎、脑膜炎、心肌炎、心内膜炎、咽炎和颈部淋巴结病、血管球性肾炎、甲状腺病、血栓病、扁桃体炎、脓瘘、虹膜炎、莱特尔氏综合征（Reiter's syndrome）即结膜—尿道—滑膜综合征、溶血性贫和肾小球肾炎等，其中的关节炎是此菌胃肠道外感染的常见类型。

11.3 传播途径

人、动物、食品、水源等受到小肠结肠炎耶尔森菌的污染，均可成为人和动物的传染源，其中主要是病人和健康带菌者、患病和带菌动物，动物中的猪、牛、狗、啮齿动物以及某些昆虫（苍蝇、蟑螂、跳蚤等）在疾病传播中起着重要作用。在所有带菌动物中以猪最为重要，小肠结肠炎耶尔森菌可长期存在于猪的扁桃体和肠系膜淋巴结内，带菌率一般为 5%~10%（有时可达 30%~70%），构成了与人及动物耶尔森菌病关系最为密切的主要传染源和贮存宿主，且猪肉与人类的发病存在相关性。

食品和水源污染，常常是胃肠道感染类型的重要传染源并可引起暴发流行。其传播途径包括人—人、人—动物、动物—动物、食物及水的传播，在大多数病例均是通过消化道感染及粪—口传播的；另外是被感染的人群和动物的咽喉、舌、痰、气管分泌物等均可带菌，通过呼吸道在人群和动物中相互传播。食品和饮水受到污染，往往是暴发胃肠炎的重要原因。

11.4 防治原则

对耶尔森氏菌病的预防，重要的措施是注意平时的饮食卫生，尽可能避免食物和饮水受到污染。冷藏的食品，要经充分加热处理后再食用。密切接触病人者要勤洗手，避免与发病动物（尤其是家畜）接触。

肠道感染类型通常为自限性的，可不用抗菌类药物治疗。但对病情严重，尤其是肠道外感染类型、败血症患者，除了给予一般的支持疗法外，一定要使用抗菌类药物治疗方法。在应用抗菌类药物治疗时，应注意禁止使用各种类型的铁制剂。

12　迟钝爱德华氏菌感染病

爱德华氏菌属（*Edwardsiella*）的迟钝爱德华氏菌（*Edwardsiella tarda*），已被明确是人的一种肠道病原菌，可引起胃肠道感染。另外，也能在一定条件下，引起胃肠道外一些组织器官的局部感染，以至菌血症和败血症等感染病（infectious diseases）。对动物的致病作用，目前，明确记载的是鱼类的一种重要病原菌，能引起多种鱼类发生多种感染类型的疾病，常被统称为鱼类的"爱德华氏菌病"（edwardsiellasis）。从某种意义上讲，迟钝爱德华氏菌也可被认为是人兽共患病（zoonoses）的一种病原菌。

12.1　病原特征

迟钝爱德华氏菌为革兰氏阴性（红色）的短杆菌，大小为（0.5~1）μm×（1~3）μm（附图 12），由日本学者阪崎（Sakazaki）和村田（Murata）在 1959 年首先分离到。迟钝爱德华氏菌的病原学意义，最早被发现是在鱼类。1962年，日本学者保科（Hoshina）在患红病（red disease）的鳗鲡中，首先发现了此菌的致病作用。在我国，近些年来已多有迟钝爱德华氏菌引起鱼类感染的报告；在人的爱德华氏菌感染病，主要是胃肠道感染（腹泻）病例，其次是败血症及脓肿等病例。

迟钝爱德华氏菌广泛分布于自然界，尤其是在淡水、海水环境中。地域分布非常广泛，包括我国在内的世界多个国家均已有检出此菌的报告。宿主范围也十分广泛，曾从多种动物如哺乳动物（猴、老鼠、猪和牛等家畜）、鸟类（企鹅、秃鹰、鸵鸟及一些水鸟等）、两栖类（蛙、蟾蜍等）、爬行类（蛇、龟等）和鱼类（尤其是淡水鱼）、玩赏动物及动物园动物等的肠内容物和粪便以及这些动物的生活环境（含受污染的水源）标本中分离到，也是蛇肠道的一种正常寄生菌；偶尔可从腹泻病人或健康人的粪便、人和动物血液标本及人的尿液中分离到，但在健康人的粪便中是极少见的。

迟钝爱德华氏菌通常表现对头孢唑啉、头孢拉啶、头孢噻肟、头孢曲松、头孢哌酮、头孢他啶、头孢吡肟、氨曲南、庆大霉素、妥布霉素、丁胺卡那霉素、新霉素、诺氟沙星、氧氟沙星、环丙沙星、氯霉素、复方新诺明、呋喃妥因、呋喃唑酮、恩诺沙星等敏感，对青霉素G、苯唑青霉素、克林霉素、万古霉素、杆菌肽耐药，对氨苄青霉素、红霉素、阿奇霉素、链霉素、卡那霉素、大观霉素、四环素、多西霉素、多黏菌素B、利福平、甲氧苄啶、新生霉素等在菌株间有差异。

12.2　感染类型

在国内外早期对人迟钝爱德华氏菌感染病的明确报告，均主要是胃肠炎病例，且一直到现在也还仍然是主要的感染类型，并已作为一种致腹泻病原菌被予以了高度重视。

作为食物中毒（food poisoning）的病原菌，我国虽已有由迟钝爱德华氏菌引起的事件，但尚为罕见。

12.2.1 食物中毒

江西九江市浔阳区卫生防疫站的陈和周等（2004），报告了1起由迟钝爱德华氏菌引起的食物中毒事件。报告在2003年6月28日，在由东莞开往合肥的1020次列车上，发生了一起9人食物中毒事件。经流行病学调查和实验室检验，认为可疑中毒食品是被迟钝爱德华氏菌污染的荷包蛋和烧鸭。

12.2.2 其他感染病

迟钝爱德华氏菌引起的胃肠道感染，可从无症状带菌到菌血症，轻症病人通常出现间歇性腹泻（每日腹泻5次或更多）和低热（38～38.5℃），以水样便为主（有时为软便），持续2～3d（偶有2～3周的），稍重病人可出现呕吐和腹痛症状，重症者日排便20次以上，除发热和呕吐外，还有血样便，偶有明显脱水现象，直肠黏膜可有绿色膜覆盖，直肠周围脓肿和脑膜炎也时常可见。

胃肠道外的感染类型复杂，主要是能引起脑膜炎、腹膜炎、菌血症及败血症、皮肤软组织感染、肌坏死、腹内脓肿、子宫内感染、输卵管脓肿、肝脓肿、心内膜炎、伤口感染、尿道感染、肺部感染等。

12.3 传播途径

动物（特别是冷血动物）的肠道是迟钝爱德华氏菌的天

然生境，其中尤以鱼类和受此菌污染的水源分离率为高。通常情况下，人由于接触受到此菌污染的水源或材料，可发生感染，这在渔民群体中的表现尤为突出，鱼类也是主要的传染源。

12.4 防治原则

对迟钝爱德华氏菌引起感染病的有效预防，主要包括2个方面。一是对腹泻患者的排泄物要及时做好消毒处理，接触腹泻患者及其排泄物后，要及时消毒洗手。二是经常接触水产品或水上作业的人员，尤其是渔民，也包括家庭养殖观赏鱼，操作时注意防止可能的皮肤、黏膜外伤感染。

对轻症肠道感染患者，通常无须专门治疗。对较重或重症患者，除一般的支持疗法外，还需使用抗菌类药物治疗。通常情况下，经治疗后可使症状很快消失，大便也会很快恢复正常。

13　弧菌感染病

弧菌属（*Vibrio*）的副溶血弧菌（*Vibrio parahaemolyticus*）、溶藻弧菌（*Vibrio alginolyticus*）、拟态弧菌（*Vibrio mimicus*）等，均是比较典型的食源性疾病（foodborne diseases）的病原菌，也称食源性病原菌（foodborne pathogen）。其感染病（infectious diseases）类型，主要为食物中毒（food poisoning）。

13.1　病原特征

弧菌为革兰氏阴性（红色）的直或弯曲杆菌（附图13），大小为（0.5~0.8）μm×（1.4~2.6）μm（附图14，源自 http：//image. haosou. com）。由弧菌引起的食物中毒事件，首先由日本学者藤野恒三郎发现。藤野在1951年报告于1950年10月，在日本大阪市发生的一起咸小沙丁鱼引起的食物中毒死者肠内容物及小沙丁鱼中，首先分离到副溶血弧菌；相继是滝川严于1960年报告在1955年8月，横滨市发生了由咸菜（腌黄瓜）引起的副溶血弧菌食物中毒。此后，在世界许多国家均陆续报告了由副溶血弧菌引起的食物中毒或肠炎，以日本和我国分布最广、发病率最高；在地域方面，多见于沿海地区和城市。此后又有多种弧菌，被作为食源性病原菌检出。

多种弧菌广泛存在于世界各地近海岸的海水、海底沉积物及海生动物中，在河口入海处和盐碱地区也可以分离到。也广泛存在于海产品中，但在各地均有不同的检出率。多种弧菌在淡水中生存的时间通常较短，但在海水中通常能生存较长的时间。弧菌通常不耐热，对常用的化学消毒剂也均敏感。

多种弧菌通常表现对氯霉素、环丙沙星、庆大霉素、氟哌酸、强力霉素、复方新诺明、诺氟沙星、链霉素、丁胺卡那霉素、壮观霉素、妥布霉素、多黏菌素 B、磺胺甲基异噁唑、四环素、新霉素、头孢噻肟、磺胺等多种抗菌类药物敏感，对头孢唑啉、呋喃唑酮、红霉素、新生霉素、万古霉素、氨苄青霉素等耐药。

13.2　感染类型

弧菌对人的致病作用，主要表现为致泻性，常见的感染类型是食物中毒且常可出现暴发流行。另外，有的弧菌也能引起胃肠道外的一些局部组织器官感染及败血症等，但相对是比较少见的。

13.2.1　食物中毒

在我国多有由弧菌引起的食物中毒事件发生，涉及的主要是副溶血弧菌，另外是溶藻弧菌和拟态弧菌，也有个别的其他种弧菌。在已有的报告事件中，最早报告、规模最大、最严重的事件分别为：①最早报告事件：上海市卫生防疫站的叶自儁等（1962）的报告在1958年6月，从发生在上海的一起由吃烤鹅引起食物中毒病人的粪便、死亡病人的肠内容物、烤鹅和生鹅的肌肉及肝脏与骨髓中分离到副溶血弧菌，证实了此次食物中毒事件是由副溶血弧菌引起的。②规模最大事件：厦门市第二医院的李晓艳等（2008）的报告，厦门市某区在2007年8月25日至9月25日，连续发生两起副溶血弧菌食物中毒事件，中毒2 000余人。③最严重事件：贵州省龙里县卫生防疫站的聂忠学等（1994）报告，在1992年9月1日，龙里县林场64名职工在县城关某饭店聚餐后发生溶藻弧菌食物中毒事件。先后发病54人（罹患率84.38%），死亡1人（病死率1.85%）。经检验分析，鲮鱼为可疑中毒食物。

由弧菌引起的食物中毒通常有自限性，一般为2～4d，轻者数小时即症状消失，重者也可迁延至10d及以上。病后的免疫力不强，可重复被感染。发病后通常是首先出现腹痛和腹泻，且最为常见，其次为恶心、呕吐、发热，多数病人伴有剧烈上腹绞痛，也有的病例伴有头痛，少数病人伴有因吐、泻造成的失水，个别可有循环衰竭、神志不清和全身痉挛。腹泻多为水样便，个别的有血样、或有的后转为脓血便，一般无里急后重。

在我国发生的弧菌食物中毒，主要为携带有弧菌的虾、蟹、海带、海螺、海蜇、墨鱼、海参、贝类、毛蚶等海产品；以及被弧菌污染的肉类、鱼类、渍制食品等，还有比较少见的冷荤菜、禽蛋、凉拌菜、豆芽菜、榨菜等。在肉类、菜类，多是处于高盐环境并较长时间在室温条件下存放，或曾直接接触过生海鲜被污染。

中毒发生有较明显的季节性，易流行于5～11月，高峰期多在 7~9 月，此季节是弧菌生长繁殖的温度适期，也是人们喜食冷凉食品和常食海鲜的季节；居住在距海近的人群发病率高，常呈暴发流行。

中毒发生有较明显的场所特征，主要发生在集体聚餐场所。按发生频率大小依次为：酒店（含宾馆餐厅、饭店等）、单位食堂、分食（分别购食、快餐等）、聚餐、餐馆（小吃部、快餐店、饮食摊点等）、家庭。

13.2.2 其他感染病

由副溶血弧菌引起的肠炎，是仅次于食物中毒的感染形式，其发病与临床特点与食物中毒的症状基本一致；也容易感染沿海地区的工作人员，常是与直接接触近海域海水有关。有的弧菌还能在一定的条件下，引起皮肤感染、耳部感染、创伤感染、眼部感染、肺炎及败血症等。

13.3 传播途径

弧菌引起感染病的主要传播途径通常有以下几种形式：①海洋生物摄食时将海水或海底沉积物中的弧菌摄入体内，在食用了生海鲜食物后引起食物中毒。②由于食品加工、运输、贮存的不规范，引起弧菌的交叉污染导致感染。③海产品经烹调加热不充分时仅部分弧菌被杀死，残存的仍可致病。④烹调过的食物若是盛于被带菌海产品污染的容器内，或使用被污染的厨具再加工其他食品时，亦可引起感染发病。⑤餐饮工作人员带菌污染食品及用具的，也可引起就餐的健康者感染。⑥经常接触海产品或海水（尤其是皮肤或黏膜有伤口），又不及时清洗，则容易被感染发病。

13.4 防治原则

对弧菌感染病的预防，主要是不能直接生食未经任何处理的海鲜类。对海鲜类在熟食时一定要充分加热处理，弧菌还是比较容易被热杀死的。经常接触海水或海产品的工作人员，要特别注意保护皮肤、黏膜不受损伤，有损伤之处要做好防水包扎。

目前对弧菌感染病的治疗，除了一般的对症治疗外，还主要是使用抗菌类药物。通常情况下，弧菌对临床常用的抗生素类药物均较敏感。

14 嗜水气单胞菌感染病

气单胞菌属（*Aeromonas*）的嗜水气单胞菌（*Aeromonas hydrophila*），为食源性疾病（foodborne diseases）的病原菌，也称食源性病原菌（foodborne pathogen）。在食物中毒（food poisoning）方面，近些年来我国陆续有由嗜水气单胞菌引起的事件发生，且地域分布比较广泛；另外，常常表现出较高的罹患率而且规模较大，但尚未见有中毒死亡事件。

嗜水气单胞菌能引起人及多种动物感染发病，在人主要表现对胃肠道的致病作用，并能在一定条件下引起某些组织、器官的炎性感染及败血症等感染病（infectious diseases），也属于人兽共患病（zoonoses）的病原菌范畴。在动物，主要是引起多种鱼类以及其他一些冷血动物的局部组织器官感染及败血症等，是一种典型的人—鱼共染的病原菌。

14.1 病原特征

嗜水气单胞菌为革兰氏阴性（红色）的短杆菌，大小为 $(0.3 \sim 0.6)$ μm × $(1.0 \sim 2.0)$ μm（附图 15、附图 16）。最早由圣阿雷利（Sanarelli）在 1891 年从受感染的青蛙中分离到，并确认此菌能使青蛙发生红腿病（red leg disease）。

人源嗜水气单胞菌，是由迈尔斯（Miles）等于 1937 年从一名结肠炎患者的大便标本中首先分离获得的。自 1961 年以来，由嗜水气单胞菌引起的急性胃肠炎在美国、印度、捷克、丹麦、法国、北美、澳大利亚、泰国、埃塞俄比亚等许多国家和地区的散发性病例中发现。迄今，各种类型的感染几乎在世界各国均有不同程度发生的报告。

在我国，人的嗜水气单胞菌感染，最早的报告是在 1976 年从胆囊炎合并胆石症患者胆汁中，分离到嗜水气单胞菌。作为食物中毒病原菌的检出，是在 1984 年。近些年来，已陆续有在全国多个省（地）发生的报告。

嗜水气单胞菌广泛分布于淡水环境，包括池、塘、溪、涧、江、河、湖泊和临海河口，在水中的沉积物、污水及土壤中也均有存在。此菌宿主范围也十分广泛，常可从鱼类（鲫、鳊、鲮、鲤、鲢、鳙、草鱼、青鱼、香鱼、团头鲂、狼鲈、虹鳟、尼罗罗非鱼、斑点叉尾鮰、黄鳝、麦穗鱼、黄尾鲴、鲇等）和节肢动物的中华绒螯蟹及对虾、两栖动物的蛙、爬行动物的鳄鱼及鳖、软体动物的蜗牛等中检出；在陆生动物，已有从貂、兔、貉、猪、牛及鸟类等检出此菌的报告；在人体内也可分离到。

嗜水气单胞菌对常用抗菌药物的敏感性，通常表现对氨曲南、奈替米星、头孢呋辛、氧哌嗪青霉素、头孢噻肟、氟嗪酸、链霉素、妥布霉素、卡那霉素、庆大霉素、丁胺卡那霉素、新霉素、四环素、强力霉素、头孢曲松、头孢他啶、氯霉素、氟哌酸、环丙沙星等具有不同程度的敏感性，对青霉素、氨苄青霉素、羧苄青霉素、苯唑青霉素、万古霉素、先锋霉素、头孢拉啶、氯洁霉素、吡哌酸、奈啶酸等具有不同程度的耐药性。

14.2 感染类型

尽管嗜水气单胞菌在人的感染类型较多，但最为常见的还主要是急性胃肠炎及食物中毒（含饮用污染水）等胃肠道感染类型。嗜水气单胞菌已被公认是肠道致病菌的一个新成员，纳入了腹泻病原菌的常规检测范围，也是食品卫生检验的对象。

14.2.1 食物中毒

在我国陆续有由嗜水气单胞菌引起的食物中毒事件发生，在已有的报告事件中，最早报告、规模最大、最严重的事件分别为：①最早报告事件：北京市东城区卫生防疫站的许亚琴等（1986）报告在1984年4月，北京市某厂食堂于10日晚餐及11日午、晚餐供应自制猪头肉，在食用的77人中有48人发病（罹患率62.34%），中毒原因是自制猪头肉受到了嗜水气单胞菌的污染。②规模最大事件：山东省济南市疾病预防控制中心的赵小冬等（2004）报告在2003年9月20日，济南市某招待所560人就餐后发病180人（罹患率32.14%）。相关中毒食物为西芹腰果，认为很可能是因水源受到嗜水气单胞菌污染造成的。③最严重事件：按罹患率100.0%计严重性，山东省滨州市卫生防疫站的权永芬等（1999）报告的1起因食用嗜水气单胞菌污染猪头肉引起的事件是最严重的。报告在1996年10月6日，滨州市滨城4户村民18人凉拌食用购于同一个体熟肉加工户的猪头肉后均相继发病。

由嗜水气单胞菌引起的食物中毒，相关的食物主要包括被此菌污染的水产品（虾、牡蛎、海蜇、鱼等）、猪肉、纯净水、盐水茭白、熟素食、炒豆腐、凉菜、蛋炒饭、烧烤以及其他食物。从这些食品初步分析，主要由蛋白含量高的食品引起，但也缺乏明显的食品类型特征。

中毒发生有一定的季节性，主要发生于 6～10 月；此季节是该菌生长繁殖的温度适期，也是人们喜食冷凉食品的季节。主要发生在集体聚餐（宴）场所，有较明显的场所特征。按发生频率大小，依次为：饭店（含餐厅）、分食、单位食堂、聚餐。

不同年龄、不同性别的人群均可发生；发病表现急骤，潜伏期一般为 3～24h；临床表现一般为腹痛、水样腹泻、恶心、呕吐，个别病例有低热、畏寒。病程有自限性，一般为 1～3d，也有的达 13d。病后的免疫力不强，可重复感染。

14.2.2 其他感染病

主要包括急性胃肠炎以及外伤感染类型，其次是某些组织器官的局部感染以及在一定条件下能引起发生败血症等。由嗜水气单胞菌引起的急性胃肠炎，主要与水源性传播有关，病史中也常有与不洁水接触或食用海产品（尤其是生食牡蛎及蛤）等。

在嗜水气单胞菌引起的胃肠道外感染病，外伤感染的出现频率仅次于胃肠炎，几乎均发生于在近期接触过水的伤口（如游泳、钓鱼、捕捞、溜冰等），四肢为常发部位，轻者只发生皮肤感染，重症可发生蜂窝织炎、溃疡甚至坏死，病原菌侵入体内，可造成深部组织感染。

败血症感染常是在患者有严重慢性疾病的情况下，嗜水气单胞菌由伤口或肠道侵入血流所致，还可并发感染性心内膜炎、坏死性肌炎、内眼病变、局灶性化脓感染及多发性脓肿等。

另外的感染类型包括手术后感染、尿路感染、褥疮感染、胆囊炎、腹膜炎、肺炎、扁桃体炎、软组织感染、脑膜炎、坏死性肌炎、骨髓炎、坏死性筋膜炎、中耳炎及眼炎等；这些感染类型可为社会获得性感染，也可为医院内感染，患者多有基础疾病。

14.3　传播途径

由嗜水气单胞菌引起的食物中毒，主要是通过食物传播；此外，亦有通过水源、使用被此菌污染的厨具或容器等引起的。其他的感染类型，主要是经水传播。

综合分析嗜水气单胞菌引起食物中毒的传播途径，主要有以下几种形式：①嗜水气单胞菌及其毒素直接污染食物引起；②由于食品加工、运输、贮存不规范引起的交叉污染导致引起；③烹调加热不充分时仅部分嗜水气单胞菌被杀死或部分毒素被灭活，残存的仍可致病；④烹调过的食物盛放于被污染的容器内或使用被污染的厨具再加工其他食品时，亦可引起；⑤饮用被嗜水气单胞菌污染的自制纯净水，或用带菌自来水清洗蔬菜、厨具和餐具等引起。

14.4　防治原则

根据嗜水气单胞菌感染的传播途径，最有效的预防方法是避免接触污水和保持饮食卫生习惯。避免外伤，出现外伤要避免伤口被水、水产品、土壤的污染。对受到污染的伤口，要及时做好清洁和消毒处理。接触胃肠道感染患者，要避免直接接触病人排泄物。

由嗜水气单胞菌引起的胃肠道感染，通常具有自限性，一般不需要使用抗菌类药物治疗。对重症腹泻或存在基础疾病的患者，或肠道外感染患者，除一般的支持疗法外，还应选用敏感抗菌类药物进行治疗。

15 绿脓杆菌病

假单胞菌属（*Pseudomonas*）的主要病原菌是铜绿假单胞菌（*Pseudomonas aeruginosa*），简称绿脓杆菌。能在一定条件下引起人及多种动物的感染病（infectious disease），以引起某些组织器官的化脓性感染、炎性感染以至菌血症或败血症等为特征，常被统称为绿脓杆菌病（cyanomycosis），也属于人兽共患病（zoonoses）的范畴。

在细菌性食物中毒（bacterial food poisoning）方面，近些年来我国陆续有由绿脓杆菌引起的事件发生。另外，也有由恶臭假单胞菌（*Pseudomonas putida*）、腐败假单胞菌（*Pseudomonas putrefaciens*）引起的报告，但为罕见的。腐败假单胞菌现已归入希瓦氏菌属（*Shewanella*），名为腐败希瓦氏菌（*Shewanella putrefaciens*）。

15.1　病原特征

绿脓杆菌为革兰氏阴性（红色）的直杆菌（个别微弯曲），大小为（0.5 ~ 1.0）μm ×（1.5 ~ 3.0）μm（附图17、附图18，附图17源自 http：//image.haosou.com），由施勒特（Schroeter）在1872年首先将其命名为绿脓杆菌。在1882

年由热萨尔（Gessard）首先从临床脓液标本中分离到，此菌也因其能使脓液呈绿色得名，这是由于此菌大部分菌株能产生绿脓色素（pyocyanin）所致。绿脓杆菌在假单胞菌属细菌中，在致病作用方面是具有代表性的。

绿脓杆菌广泛存在于土壤、水和空气中，而且对某些外界因素的抵抗力要比一般的革兰氏阴性、无芽孢杆菌强。在健康人、畜肠道以及其他与外界相通的腔道和皮肤上也可发现，更易出现在各种临床标本材料（痰液、分泌物、尿液、脓液、咽拭子、血液及胆汁等）中。在医院环境中，广泛存在绿脓杆菌。

绿脓杆菌在潮湿处能较长期生存，对紫外线不敏感，对干燥有抵抗力，对热的抵抗力不强（56℃经30min可被杀灭）。能耐受多种消毒剂，仅对某些消毒剂（如1%石炭酸等处理5min即可将其杀灭）敏感；对醛类、汞类和表面活性剂有不同程度的抵抗力（具有还原甲醛、还原或分解汞的能力），可在苯扎溴铵（新洁尔灭）等表面活性剂中存活。

绿脓杆菌在通常情况下，表现对青霉素G、氨苄西林、头孢霉素、链霉素、四环素、氯霉素、红霉素、万古霉素、新生霉素等多种抗生素均有一定程度的天然抗性；通常对羧苄西林轻度或中度敏感，对庆大霉素、卡那霉素、丁胺卡那霉素、新霉素、妥布霉素、多黏菌素等中度或高度敏感。近年来的一些报告显示，从临床分离的菌株耐药性有增强的趋势。

15.2　感染类型

绿脓杆菌主要引起人及一些陆生动物的感染病，常是在一定条件下（尤其是在机体抵抗力下降时）发生。

15.2.1　食物中毒

在我国已有报告的绿脓杆菌食物中毒事件中，最早报告、规模最大、最严重的事件分别为：①最早报告和规模最大事件：在由某种假单胞菌单独引起的事件中，大连医学院附属二院的高淑兰等（1989）报告的1起是最早的。报告在1987年7月，大连医学院附属二院诊治了1起由绿脓杆菌引起的食物中毒，患者61例。按发生中毒人数计，此事件也是规模最大的。②最严重事件：若按罹患率100.0%计严重性，山东荣成市疾病预防控制中心的闫芳等（2011）报告的1起是最严重的。报告在2010年9月16日，荣成市某小学27名学生在饮用了班级饮水机桶装饮用水后均发病，是因绿脓杆菌污染桶装饮用水引起的。

由绿脓杆菌引起的食物中毒，在不同年龄、不同性别的人群均有发生。发病表现急骤，潜伏期多在5～20h；临床主要表现为腹痛、腹泻（多为水样便）、恶心、呕吐等消化道症状，有的伴有发热、头痛、头晕、乏力等。

绿脓杆菌引起的食物中毒，缺乏明显的区域特征。主要发生于5～9月，这也是有利于绿脓杆菌生长繁殖的温热季节。多是发生在集体分食某种被绿脓杆菌污染的食物、酒（饭）店、聚餐的情况下，缺乏明显的场所特征，但在家庭发生是罕见的。比较明确的中毒或相关食物，包括肉类（猪肉、鸡肉等），饮水机的水等，缺乏明显的食品类型特征，但常常是以蛋白含量高的食品为主。

15.2.2　其他感染病

绿脓杆菌对人的感染，多是于存在创伤、烧伤、肿瘤、免疫缺陷、血液病、代谢性疾病等的情况下，可引起急性或慢性感染；尤其是主要发生在烧伤、外科和手术后。长期使用激素、免疫抑制剂、肿瘤化疗、放射治疗等的患者，可为绿脓杆菌的感染创造条件。

经常发生的感染包括败血症、系统感染（呼吸系统、泌尿系统）及局部组织器官感染（脑膜炎、心内膜炎、皮肤炎、骨骼感染及骨髓炎、创伤感染、脓胸、皮肤软组织感染、眼部感染、耳鼻咽喉部感染、新生儿的脐部感染等）等。新生儿对绿脓杆菌非常敏感，在护理不卫生的情况下很易被感染发病。

15.3　传播途径

由绿脓杆菌引起的食物中毒，主要通过由此菌污染且加热不足的食物（尤其是肉类）、长时间贮存的冷饮水传播。皮肤、黏膜的不洁，医疗器械、治疗剂、医院环境的污染，不注意平时的卫生等，均可使绿脓杆菌侵入伤口或体内引起感染发病。除了医院内会发生一定范围的群体被感染发病外，通常情况下多为个体发生。

15.4　防治原则

绿脓杆菌是一种很令人头疼的常见污染菌，几乎无处不在，而且很容易生长繁殖，还常常表现抗性很强，有不少的情况下是对绿脓杆菌的污染防不胜防。显然，不断注意改善卫生条件是一个重要方面。被绿脓杆菌污染的医院环境、医疗器械（尤其是插管类及输液类）及医护人员，常常构成绿脓杆菌在医院内感染的传播载体，彻底的消毒、灭菌，是防止绿脓杆菌感染发生的必须操作环节。

对由绿脓杆菌引起的食物中毒、其他非食源性感染病，除了对症治疗外，对抗菌类药物的选择使用，是在治疗过程中必不可少的。需要特别注意的是，绿脓杆菌不仅抗药性强，而且也比较容易产生抗药性，所以在应用抗菌类药物治疗时，不仅需要选择敏感性强的药物，还要注意交替用药。

16 椰毒伯克霍尔德氏菌食物中毒

伯克霍尔德氏菌属（*Burkholderia*）的椰毒伯克霍尔德氏菌（*Burkholderia cocovenenans*），为食源性疾病（foodborne diseases）的病原菌，也称食源性病原菌（foodborne pathogen）。在食物中毒（food poisoning）方面，我国多有由椰毒伯克霍尔德氏菌引起的事件发生；常呈一定的区域特征，也是在我国所特有的，这是与当地人们的特殊饮食习惯相关联的；通常表现高罹患率和病死率，但多数事件的发生规模均较小。

16.1 病原特征

椰毒伯克霍尔德氏菌为革兰氏阴性（红色）的短杆菌，大小为（0.3~0.5）μm×（1.6~2.0）μm。由椰毒伯克霍尔德氏菌引起的食物中毒，主要为发酵食品，具有与当地人们特殊饮食习惯的相关性。此类中毒事件首先发现于印度尼西亚爪哇岛中部地区，其次是我国（最早是在东北地区）。

椰酵饼（bongkrek）是印度尼西亚爪哇岛中部居民用米根霉（*Rhizopus oryzae*）作曲种，发酵椰子（将部分去脂的椰子磨或压碎后接种米根霉发酵）制作的一种风味食品；发酵过程中偶被一种产毒素细菌污染引起中毒，称为椰酵饼中毒。早在1951—1990年，在爪哇岛中部约有1 000人因食用被椰毒伯克霍尔德氏菌污染的发酵食品后发生中毒死亡。

酵米面（fermented cornmeal）原称臭米面，是我国东北地区农村调剂膳食的一种食物，制作方法是将粗粮（主要是玉米）加水浸泡10～30d发酵，然后水洗磨浆、经纱布过滤、沉淀晾干成粉（略带酸味），再用此面粉做成面条、饺子等食品。食用此食品偶有发生中毒，称为酵米面中毒。酵米面中毒在我国东北3省于新中国成立前就有发生，但未见有明确记载。在1953年黑龙江省首次报告了酵米面中毒，其后又于1956年、1959年分别在吉林省和辽宁省相继有报告；据有关单位的不完全统计，1953—1975年我国东北3省发生酵米面中毒229起，中毒1 842人，死亡703人（平均病死率38.12%、个别的病死率100%）。

椰毒伯克霍尔德氏菌为土壤细菌，可能与植物根系有一定关系，可由土和水散播，从寒温带到热带皆有分布，从土壤可污染到食物原料中生长繁殖，对一些理化因素的抗性不强。在我国有报告，检测椰毒伯克霍尔德氏菌及其相应毒素污染情况，结果检出椰毒伯克霍尔德氏菌和米酵菌酸（bongkrekic acid，BA）的阳性率依次为鲜银耳＞其他谷类及制品＞玉米和酵米面＞干银耳。另有报告椰毒伯克霍尔德氏菌在自然环境中的存在，也是比较广泛的，包括从土壤、干玉米叶、稻草和野生杂草中均有检出。

椰毒伯克霍尔德氏菌的抵抗力不强，经56℃加热5min可被杀死，使用通常浓度的消毒剂（来苏尔、石炭酸、新洁尔灭、酒精等）均可在短时间内将其杀死。在pH值小于5

时不能生长，所以在酸菜、酸煎饼等食物中无此菌为害；因其不耐盐，所以在腌制品中也无此菌。通常表现对强力霉素、萘啶酮酸、金霉素、土霉素、四环素、卡那霉素、庆大霉素等敏感或有一定的敏感性，对青霉素、链霉素、红霉素、氯霉素、新霉素等具有一定的抗性，但在不同菌株间常存在差异。

16.2 感染类型

迄今对椰毒伯克霍尔德氏菌病原学意义的认知，还仅是由此菌产生 BA 和毒黄素（toxoflavin，TF）两种毒素引起人的食物中毒。通常认为椰毒伯克霍尔德氏菌本身，在人及动物均不存在明确的致病作用。

16.2.1 食物中毒

椰毒伯克霍尔德氏菌通常均是单独引起食物中毒，尽管由椰毒伯克霍尔德氏菌引起的食物中毒常存在一定的区域、村落和家庭特征，但其所表现出的高罹患率和高病死率，几乎是在我国所有细菌性食物中毒事件中最为严重的。

在已有报告由椰毒伯克霍尔德氏菌引起的食物中毒事件中，最早报告、规模最大、最严重的事件分别为：①最早报告事件：酵米面中毒在我国东北 3 省于新中国成立前就有发生，但未见有明确记载。在 1953 年黑龙江省首次报告了"酵米面中毒"。据有关单位的不完全统计，1953—1975 年我国东北 3 省发生"酵米面中毒"229 起，中毒 1 842 人，死亡 703 人（平均病死率 38.12%，个别事件的病死率 100%）。②规模最大事件：中国预防医学中心卫生研究所的刘秀梅等（1985）报告在 1984 年 6 月，山东东平县沙河站区发生 1 起食物中毒事件，在食用变质鲜银耳的 286 人中发病 105 人（罹患率 36.71%），死亡 8 人（病死率 7.62%），检验确证是因椰毒伯克霍尔德氏菌毒污染鲜银耳引起的。③最严重事件：按进食同种食物后全部发病死亡、且人数多的计严重性，广州市公安局萝岗区分局的郭学荣等（2011）报告的 1 起是最严重的。报告在某年 8 月 24 日晚，某家庭 12 口人除两幼儿外均进食了用霉玉米做的食物，25 日上午开始陆续发病，10 人相继死亡（病死率 100%），检验证实是由椰毒伯克霍尔德氏菌污染霉玉米引起的食物中毒。

在椰毒伯克霍尔德氏菌引起食物中毒的食品种类方面，在印尼主要为发酵椰子食物；在我国，有报告显示大致可分为 3 大类，即：谷类发酵制品（发酵玉米面、糯玉米汤圆粉、玉米淀粉、发酵糯小米、醋凉粉等），变质银耳，薯类制品（马铃薯粉条、甘薯淀粉、山芋淀粉等）。

椰毒伯克霍尔德氏菌食物中毒有比较明显的季节性分布特征，多在暖湿的夏秋季节，一般发生在 5~11 月（多集中在 6~9 月），其中，以 8 月最为多见，也是与不同地区的季节气候存在相关性的。

椰毒伯克霍尔德氏菌食物中毒事件，主要表现的是一家一户或几家在一起同时食用、或几家分食相应中毒食物后发生，无年龄和性别的明显差异；发病表现急骤，通常表现潜伏期短（一般多在 1~24h）；病后缺乏免疫力，可重复发生。

主要表现有消化系统、泌尿系统及神经系统症状，有时也有心血管系统症状；各系统的障碍，在每个中毒病例中表现不同。中毒者在发病初期一般均有恶心、呕吐、头晕、头痛、腹痛、腹胀、嗜睡症状，重症的出现烦躁不安、意识障碍、惊厥、抽搐、发绀、呼吸困难、休克、皮肤黄染、昏迷直至死亡，体温正常。

16.2.2 其他感染病

目前，对椰毒伯克霍尔德氏菌病原学意义的认识，除了作为食物中毒的病原菌以外，尚无能引起其他感染病（infectious diseases）的明确记述。相关信息显示，此菌也可能存在食物中毒以外的致病作用。

16.3 传播途径

椰毒伯克霍尔德氏菌来源于土壤，可随加工原料污染食品，在适宜的温度和 pH 值条件下生长、产毒，引起食用者中毒。在迄今我国所发生的椰毒伯克霍尔德氏菌食物中毒事件中，谷类发酵制品均为家庭手工自制，变质银耳均为个体专业户培植、销售，尚未发现工业化批量生产的谷类发酵制品引起中毒，这恰恰说明了生产、加工方式对中毒发生的重要性。

椰毒伯克霍尔德氏菌引起食物中毒，主要通过食品传播，在直接食入后引起中毒，潜伏期一般较短。这种情况也易发生家庭邻里的连锁式发病，即将自制的含毒食物无意中送给左邻右舍或亲戚朋友，食后导致中毒的发生。

16.4 防治原则

预防椰毒伯克霍尔德氏菌食物中毒最有效的方法，就是不要家庭手工自制和食用谷类发酵制品（尤其是酵米面食品），不食用变质银耳等所有存在椰毒伯克霍尔德氏菌可能污染的食品类。

由于椰毒伯克霍尔德氏菌食物中毒，是由椰毒伯克霍尔德氏菌在食品原料、加工过程、相应食品上生长繁殖过程中，产生的 BA 和 TF 引起的毒素性疾病，所以，及时的排毒、解毒是必需的治疗措施。不过，中毒后常常是表现发病急剧，而且目前尚无特异性解毒方法，所以多是采用常规排毒、对症治疗的一般疗法，抢救及时是很重要的。另外，尽管目前尚未明确椰毒伯克霍尔德氏菌本身的致病作用，但为控制患者在恢复过程中可能会因抵抗力降低引起某些细菌的继发感染，也应考虑适当应用抗菌治疗措施。

17 弯曲菌感染病

弯曲菌属（*Campylobacter*）的空肠弯曲菌（*Campylobacter jejuni*），属于食源性疾病（foodborne diseases）的病原菌，也称食源性病原菌（foodborne pathogen）。除了能引起食物中毒（food poisoning）外，还能在一定条件下引起肠道外某些器官的局部感染和菌血症、败血症等。肠道感染常被称为弯曲菌肠炎（campylobacter enteritis），主要由空肠弯曲菌和大肠弯曲菌（*Campylobacter coli*）引起。另外，空肠弯曲菌也能引起多种畜禽及野生动物发病，属于人兽共患病（zoonoses）的病原菌。

17.1 病原特征

空肠弯曲菌也被称为空肠弯曲杆菌，包括空肠弯曲菌空肠亚种（*Campylobacter jejuni* subsp. *jejuni*）、空肠弯曲菌多氏亚种（*Campylobacter jejuni* subsp. *doylei*）两个亚种，空肠弯曲菌空肠亚种即空肠弯曲菌。

空肠弯曲菌为柔弱、弧状、螺旋状弯曲或直的革兰氏阴性（红色）杆菌，大小为（0.2~0.5）μm×（1.5~2.0）μm（附图 19，源自 http：//image. haosou. com）。1927 年，史密斯（Smith）和奥克特（Orcutt）从家畜腹泻的粪便中分离得到弧样细菌，命名为空肠弧菌（*Vibrio jejuni*），即现在的空肠弯曲菌。

空肠弯曲菌广泛存在于家禽类动物的肠道中，污染水源或食物后可引起腹泻的暴发流行，是夏秋季腹泻和旅行者腹泻的主要病因之一，尤其是学龄前儿童的发病率较高。此菌在水和牛奶中存活较久，如温度为4℃可存活3~4周；在鸡粪中保持活力可达4d，在人粪中保持活力可达7d以上。此菌对热敏感，在60℃经5min即可灭活，对物理因素（紫外线、热力、微波等）和一些化学消毒剂（如3%来苏尔、0.1%新洁尔灭等）均敏感。

空肠弯曲菌比较容易产生耐药性，且多重耐药的比例较大。通常对环丙沙星、四环素、红霉素、萘啶酮酸、头孢哌酮、复方新诺明、头孢拉定等常用抗菌药物具有耐药性。在对病人使用氟喹诺酮、红霉素、四环素的治疗后，常可产生耐药性。

17.2　感染类型

空肠弯曲菌可引起人的多种类型感染病（infectious diseases），其中，以弯曲菌肠炎和食物中毒等肠道感染表现突出。

17.2.1　食物中毒

由空肠弯曲菌引起的食物中毒，是空肠弯曲菌引起急性胃肠炎（致泻型）的一种疾病，在世界各地多有发生且常呈暴发。其食品多为肉与肉制品、牛奶等，其次为鱼类、糕点及其他被污染的食品（尤其是市售熟制品）。

随着生活模式的改变，近年来由于空肠弯曲菌污染造成的食物中毒事件迅速增加，由此引发的食品安全和食源性疾病问题日益突出，严重威胁人类健康，成为公共卫生关注的新焦点。世界卫生组织（World Health Organization，WHO）已将此病列为最常见的食源性疾病之一，中国国家食源性疾病监测网在 2003 年将空肠弯曲菌病列入监测体系中，在许多发达国家已成为排在首位的食物中毒病原体。

17.2.2 其他感染病

由空肠弯曲菌引起的肠道外感染，主要包括脑膜炎、胆囊炎、尿道感染（Urinary Tract Infection，UTI）等，也可导致心内膜炎、化脓性关节炎、菌血症、败血症和血栓静脉炎等全身性疾病。孕妇感染者常见上呼吸道症状、肺炎及菌血症，可引起早产、死胎或新生儿败血症及新生儿脑膜炎。最新研究证实，空肠弯曲菌也是格林—巴利综合征（Guillain - Barre syndrome，GBS）前驱感染最常见的病原体。

17.3 传播途径

空肠弯曲菌感染的病人、带菌者及带菌动物是主要传染源。可通过被空肠弯曲菌污染的食物、饮水、牛奶等发生感染，也可通过直接接触发病动物被感染。多种肉类，尤其是鸡肉，加热不足常可引起食物中毒的发生。此外，亦可通过使用被此菌污染的厨具或容器等引起。

17.4 防治原则

对空肠弯曲菌感染病的有效预防，主要是注意食品管理和饮水卫生，特别防止家畜、家禽的粪便污染。做好牛奶消毒处理，不要进食未加工熟的肉类食品，对病人排泄物要严格消毒处理。经常接触宠物的，要特别注意卫生和及时做好消毒。

　　一般的治疗是注意休息及食用易消化食物，对症治疗等。另外是根据此菌的致病作用特点，选择使用抗菌类药物是在治疗过程中必不可少的，以防止某些组织器官的感染、甚至可能会发生的菌血症及败血症等。

18　葡萄球菌病

葡萄球菌属（*Staphylococcus*）的金黄色葡萄球菌（*Staphylococcus aureus*），是在葡萄球菌病（staphylococcosis）中最为重要和常见的，为食源性疾病（foodborne diseases）的病原菌，也称为食源性病原菌（foodborne pathogen）。在食物中毒（food poisoning）方面，我国多有由金黄色葡萄球菌引起的事件发生，且地域分布广泛，也一直在细菌性食物中毒事件中占据着重要地位；另外，常常表现出较高的罹患率，但中毒规模在多数情况下不是很大，也很少有中毒死亡事件。

葡萄球菌具有重要的医学临床意义，包括食物中毒及多种类型的局部组织器官化脓性、炎性感染和败血症等，也一直是医院和公共场所的一种主要病原菌。另外还能引起多种动物的感染发病，亦属于人兽共患病（zoonoses）的病原菌。

18.1　病原特征

金黄色葡萄球菌为革兰氏阳性（紫色）球菌，直径多在0.4～1.2μm（附图20，源自 http：//image.haosou.com）。德国细菌学家科赫（Robert Koch）于1878年首次在脓汁中发现了葡萄球菌。1880 年，法国微生物学家巴斯德（Louis Pasteur），在一患者疖肿的脓汁中发现排列似葡萄串样的细菌后，首次将其给家兔注射并发现可引起发生脓疡。1881 年，苏格兰外科医生奥格斯顿（Sir Alexander Ogston）爵士确证了化脓过程是由葡萄球菌所致。至此，葡萄球菌的致病作用被确认，并在化脓性感染中的重要作用日益被引起关注。在由葡萄球菌引起的食物中毒方面，是沃恩（Vaughan）和斯滕伯格（Sternberger）于 1884 年第一次将葡萄球菌和食物中毒联系起来。

葡萄球菌在自然界广泛存在，如空气、土壤、水及日用物品，人或动物的皮肤表面和鼻、咽、肠道也经常有葡萄球菌的存在，在健康人的外耳道、鼻腔的带菌率为 40% ~ 44%。在我国多有对葡萄球菌在食品中分布情况的检验报告，且金黄色葡萄球菌在多种食品的污染广泛，其中检出率高的主要是肉类食品，也是容易导致发生食物中毒的主要食品类。

葡萄球菌对外界因素的抵抗力，通常强于其他无芽孢细菌。在干燥脓汁、痰液中可存活 2 ~ 3 个月，60℃加热 1h 或 80℃加热 30min 才被杀死，在 2% 石炭酸中 15min 或 1% 升汞中 10min 始死亡，耐盐性强（在含 10% ~ 15% NaCl 的培养基中仍能生长）；对碱性染料敏感，如 1:（100 000 ~ 200 000）的龙胆紫溶液可抑制其生长。

葡萄球菌通常对四环素、万古霉素、替考拉宁、利福霉素、呋西地酸、呋喃西林、奎宁始霉素—达福普汀等抗菌类药物敏感或中度敏感，对青霉素、四环素、苯唑西林、红霉素、庆大霉素、氯林可霉素、诺氟沙星、复方新诺明、左旋杀星等表现不同程度的耐药性。近年来由于广泛应用抗生素，耐药菌株逐年增多，目前金黄色葡萄球菌对青霉素 G 的耐药株高达 90% 以上。

18.2 感染类型

葡萄球菌是一种持久性的病原菌，在公共场所和医院表现尤为突出，也是对人类最有破坏性的病原菌之一。其中，以金黄色葡萄球菌的致病作用最强，且在临床感染中也最为常见。

18.2.1 食物中毒

在我国已有报告由金黄色葡萄球菌引起的食物中毒事件中，最早报告、规模最大、最严重的事件分别为：①最早报告事件：上海市卢湾区卫生防疫站的徐凤山（1958）报告在 1957 年 7 月 18 日，上海市某机器零件五金生产合作社发生因金黄色葡萄球菌污染荷包蛋引起的食物中毒，在午餐食用荷包蛋的 90 人中发病 58 人（罹患率 64.44%）。②规模最大事件：江苏省江阴市疾病预防控制中心的缪国忠（2013）报告在 2012 年 3 月某日，江阴市某中学食堂发生 1 起在 1 441 人中有 240 人（罹患率 16.66%）食物中毒事件，检验证实是由金黄色葡萄球菌污染肉圆食品引起的。③按罹患率 100% 的事件计严重性，广东省顺德市伦教医院的陈玉石（1998）报告的 1 起是最严重的。报告在 1997 年 6 月 12 日，顺德市某厂工人及企管人员 98 人在厂开设的职工饭堂晚餐后相继发病，检验证实是因食用了被金黄色葡萄球菌污染的鱼引起的。

由金黄色葡萄球菌引起的食物中毒，临床主要表现发病急剧，但恢复较快，一般为 1～3d，轻者在数小时即症状消失。病程具有一定的自限性，病后的免疫力不强，可重复发生，在不同年龄、不同性别的人群均有发生。临床几乎均有腹痛、腹泻、恶心、呕吐等胃肠道症状，有的还伴有不同程度的发热、头痛、头晕、全身不适等，预后一般均良好。

相关的中毒食物主要涉及的是被金黄色葡萄球菌（或其毒素）污染的肉类食品（牛肉、猪肉、鸡肉、鸭肉、火腿肠、卤肉、马肉等），奶及奶制品（牛奶、羊奶、奶制品等），糯米饭类，另外，依次为面包类、米饭类、鱼类、蛋糕类等。

中毒发生有较明显的季节性，主要发生于 4～10 月；此季节是该菌生长繁殖的适期，也是人们喜食冷凉食品的季节。主要发生在分食某种被污染食物的情况下，以及集体聚餐场所，通常发生频率依次为：集体分食、单位食堂、聚餐、酒店（含宾馆、餐厅、饭店）、家庭。

18.2.2 其他感染病

医学临床的葡萄球菌病，主要包括皮肤软组织感染、创伤感染、中毒性休克综合征（toxic shock syndrome，TSS）、葡萄球菌烫伤样皮肤综合征（staphylococcal scalded skin syndrome，SSSS）、菌血症及败血症、心内膜炎、肺炎及脓胸、肠炎、脑膜炎、骨髓炎及关节炎、尿道感染（urinary tract infection，UTI）等感染类型。

18.3 传播途径

由金黄色葡萄球菌引起的食物中毒，主要通过由此菌污染且加热不足的含蛋白、淀粉类高的食物传播；此外，亦可通过使用被此菌污染的厨具或容器等引起。由于食品加工、运输、贮存不规范引起的交叉污染导致发病；烹调加热不充分时仅部分金黄色葡萄球菌被杀死或部分肠毒素被灭活，残存的仍可致病；餐饮工作人员带菌污染食品及用具的，也可引起就餐的健康者感染。

在食物供应的全球化使食物充足且价格便宜的同时，也带来了潜在的食源性病原菌快速及广泛传播的条件，在动物源性生食物中的金黄色葡萄球菌高检出率，说明了在食物生产过程中食品安全的重要性。

生肉中的金黄色葡萄球菌，主要来源于恒温动物（包括人类）、环境以及患病动物本身，生肉制品在食物链中对食源性致病菌的传播起重要作用，生肉产品中的金黄色葡萄球菌，往往成为其他产品（如熟食）的污染来源。熟食是金黄色葡萄球菌食物中毒的主要食品，熟食产品为即食性食品，从熟食店购买的熟食若未及时食用且未冷藏，则污染的金黄色葡萄球菌易在其上生长繁殖并产生肠毒素导致食物中毒。患乳房炎的奶牛（羊）是生牛（羊）奶中金黄色葡萄球菌的主要来源，另外则是挤奶设备、挤奶及运输过程中的交叉污染。在食用患病动物肉、奶及通过正在被感染的食品加工人员传播引起金黄色葡萄球菌食物中毒方面，多有比较典型的案例。

在非食源性的葡萄球菌感染方面，多是因属于正常存在于皮肤、黏膜表面的葡萄球菌，通过伤口或不明显的微小裂口侵入后，在局部生长繁殖引起化脓性或炎性感染，如果处理不及时或不当，还可进入血液及某些组织器官后生长繁殖，引起菌血症、败血症，以及组织器官的局部化脓性或炎性感染。

18.4　防治原则

在预防食源性葡萄球菌感染方面，最为有效的方法是防止食物的葡萄球菌污染，不食用发病及病死动物肉，不食用发病动物的奶及奶制品。对保藏不当的食物，特别是肉类、奶类、米饭类等，再食用则一定要充分加热处理。

造成葡萄球菌非食源性感染的诱因很多，如皮肤、黏膜的损伤（伤口、裂隙、烧伤、褥疮、皮肤病等），呼吸道损伤（呼吸系统感染、感冒、手术后、气管插管及切开术等），免疫力低下或缺陷（白细胞减少、低免疫球蛋白血症等），药物治疗（使用广谱抗菌类药物、肾上腺皮质激素等），放射治疗以及各种诊断治疗操作（各种导管、支架、起搏器、内窥镜等）等，所致的各种损伤以及异物的存在。因此，预防葡萄球菌感染的有效方法，就是要特别注意减少损伤和葡萄球菌污染的机会，以及做好医疗器械消毒处理、无菌手术操作、病房的环境和用具等的定期消毒。

对主要表现为胃肠道症状的食源性感染的治疗，除了一般的对症治疗外，抗菌类药物的应用也是需要的，可以有效控制菌血症、败血症或其他组织器官感染的发生。对皮肤、表面黏膜的损伤感染，需做局部处理。对所有非食源性感染，都要及时使用抗菌类药物治疗。需要特别注意的是，葡萄球菌很容易产生对某种或同时对几种抗菌类药物的抗药性，医院临床菌株尤为突出，所以，要选择使用敏感药物或联合用药。

19 蜡样芽孢杆菌感染病

芽孢杆菌属 (*Bacillus*) 的蜡样芽孢杆菌 (*Bacillus cereus*)，是典型的食源性疾病 (foodborne diseases) 的病原菌，也称食源性病原菌 (foodborne pathogen)。其感染病 (infectious diseases) 类型主要为食物中毒 (food poisoning)，也能在一定条件下引起某些组织器官的炎性感染及全身性感染。

19.1 病原特征

蜡样芽孢杆菌为革兰氏阳性 (紫色) 的大杆菌，大小为 (1~1.2) μm × (3~5) μm (附图 21，源自 http://image.haosou.com)，能形成芽孢 (spore)。由弗兰克兰 (Frankland) 于 1887 年首先发现，但在早期一直被认为是非致病性的腐生菌。海于格 (Hauge) 在 1950 年，通过对挪威首都奥斯陆某医院职工和病员进食甜食后引起食物中毒的研究，开始明确指出了此菌的致病作用；相继于 1950 年和 1955 年，在对奥斯陆 4 起暴发的约 600 余例胃肠炎患者研究后，发表了由蜡样芽孢杆菌引起的食物中毒的第一个报告，从此进一步明确了此菌在食品中繁殖后可引起胃肠道疾病。其后，相继在丹麦、意大利、荷兰、匈牙利、瑞典、罗马尼亚、美国、前苏联、德国、加拿大、英国、澳大利亚、芬兰、日本等国，均有由蜡样芽孢杆菌引起类似疾病暴发的报告。

蜡样芽孢杆菌的分布比较广泛，常存在于土壤、灰尘和污水中，在植物和许多食品中亦常见。食品中蜡样芽孢杆菌的来源，主要为外界的污染，由于食品在加工、运输、贮藏及销售过程中的不卫生情况以致此菌在食品上大量污染传播。蜡样芽孢杆菌耐热，食物中毒菌株的游离芽孢能耐受100℃作用30min，干热120℃需经60min才能杀灭。

蜡样芽孢杆菌通常对氯霉素、红霉素、卡那霉素和庆大霉素敏感，一般对青霉素、四环素、磺胺噻唑和呋喃西林耐药。由于此菌能合成青霉素酶，所以，对青霉素有很强的抗性。

19.2　感染类型

已明确蜡样芽孢杆菌主要表现为引起食物中毒的胃肠道感染，在我国细菌性食物中毒事件中，一直是出现频率很高的。

19.2.1　食物中毒

在我国已有报告由蜡样芽孢杆菌引起的食物中毒事件中，最早报告、规模最大、最严重的事件分别为：①最早报告事件：南京市卫生防疫站（1973）报告在1972年6月5日，南京市某机床厂托儿所16名全托儿童在早餐进食泡饭后相继有13名发病，余3名仅吃了一二小匙则未见发病；一儿童家长在厂内下夜班后来托儿所探望小孩，见其孩子不吃，即带出到室外喂食，喂了数口仍不吃，则将碗内泡饭由其本人吃下，亦于当日发病。先后进食泡饭的共 17 人，发病 14 人（罹患率 82.35%）。经检验证实是由泡饭引起的食物中毒，病原菌为蜡样芽孢杆菌。②规模最大事件：浙江省台州市路桥区疾病预防控制中心的王红戟等（2007），报告 1 起由蜡样芽孢杆菌污染豆浆（以豆浆和面包为早餐）引起的学生食物中毒 382 人的事件，不食者均未发病。③最严重事件：以发生中毒死亡事件计严重性，贵州黔西南州卫生防疫站的翟娅等（2000）报告 1 起发生在家庭中，由蜡样芽孢杆菌污染剩饭引起的食物中毒事件是最严重的。报告在 1998 年 6 月 15 日，册亨县达秧乡某村一家 7 人，5 人因食用变质剩饭（用已出现明显酸馊味、发稀并有黏液状的剩饭用油炒热后食用）后均发生食物中毒，4 人死亡（病死率 80.0%）。

在我国由蜡样芽孢杆菌引起的食物中毒，中毒食物主要是淀粉含量高的食品类。最多涉及的是被蜡样芽孢杆菌污染的剩饭（包括直接食用剩饭、用剩饭做炒饭、用剩饭掺和新饭等），尤其是（剩）米饭类；其次为面食、米粉、河粉、豆制品等；还有比较少的肉类，水产品等。

中毒在一年四季均有发生，但主要发生于 5~10 月；此季节是蜡样芽孢杆菌生长繁殖的温度适期，也是人们常食剩饭的季节。主要发生在集体聚餐场所，更多是在单位食堂，这与在食堂较多直接食用或掺和剩饭是有相关的。

由蜡样芽孢杆菌引起的食物中毒，临床可分为呕吐、腹泻两种类型。①呕吐型：呕吐型的潜伏期多在 0.5~6h，症状以恶心、呕吐为主，头昏、四肢无力、口干、寒颤、结膜充血和腹泻等症状亦有发生（图 4，源自 http://

image. haosou. com）。②腹泻型：腹泻型的潜伏期多在 6 ~
15h，以腹痛、腹泻最为多见，恶心、呕吐、胃痉挛和发热
等症状间或发生。中毒发生后的病程较短，腹泻型的多在
16 ~ 36h、呕吐型的多在 8 ~ 10h，两型一般均不超过 24h，
预后通常均良好，一般无死亡。

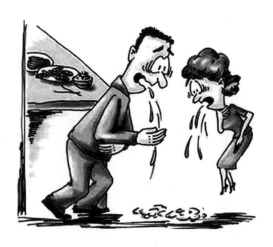

图 4　食物中毒症状表现

19. 2. 2　其他感染病

蜡样芽孢杆菌除主要是引起食物中毒外，还因菌株不同
可造成多种肠道外的局部感染病。在一定的条件下，尤其是
对免疫功能低下者，可在创伤后引起皮肤和软组织感染、坏
死性筋膜炎，眼部感染主要包括角膜炎、眼内炎、全眼球炎
等，肺部感染主要包括肺炎、肺脓肿、胸膜炎等，也可引起
心内膜炎、支气管炎、脑膜炎和脑脓肿、骨髓炎，以及菌血
症、败血症等全身性感染。

19.3 传播途径

蜡样芽孢杆菌的传播途径主要是通过被污染的食物，包括：①因蜡样芽孢杆菌及其肠毒素（enterotoxin）直接污染食物引起；②由于食品加工、运输、贮存不规范引起的交叉污染导致感染；③烹调加热不充分时仅部分蜡样芽孢杆菌（尤其是芽孢）被杀死或部分肠毒素被灭活，在适宜蜡样芽孢杆菌生长的条件下存放后，蜡样芽孢杆菌大量生长繁殖引起致病。非食源性的感染，主要是与直接接触相关联的，尤其是通过皮肤、黏膜的伤口或裂隙侵入。

19.4 防治原则

根据蜡样芽孢杆菌的分布特征，以及其芽孢的高度耐热性，要有效预防与控制蜡样芽孢杆菌感染病的发生，最重要的方面是不要直接食用贮藏不当、加热不彻底和不充分的剩饭（尤其是剩米饭），特别是在夏秋季节。剩饭如果已被污染，经一般的温热处理后再于室温下存放一段时间，则更有利于蜡样芽孢杆菌的芽孢变为菌体，产生毒素引起食物中毒；如果在加热后放置一段时间，再次加热处理，相当于"间歇灭菌"，有利于杀灭蜡样芽孢杆菌的芽孢。另外，不要用已发生霉变或出现霉味的米（面）加工食品。再者，要不断注意改善卫生条件，尽量减少食品及其原料接触土壤、尘埃、柴草等的机会，有效防止污染的发生。

目前，对由蜡样芽孢杆菌引起的胃肠道感染病的治疗，主要是使用液体疗法，以维护体液平衡和缓解毒素作用。同时，也要根据情况使用抗菌类药物治疗，主要是控制可能出现某种病原菌的继发感染。对局部组织器官或全身性感染，抗菌治疗是必需的。

20　肉毒中毒

　　梭菌属（*Clostridium*）的肉毒梭菌（*Clostridium botuli-num*），是典型的食源性疾病（foodborne diseases）的病原菌，也称为食源性病原菌（foodborne pathogen）。肉毒梭菌产生的外毒素（exotoxin）——肉毒毒素（botulinus toxin，BTX），被人、动物误食或经创口吸收后，可引发肉毒中毒（botulism），也属于人兽共患病（zoonoses）的范畴。

20.1　病原特征

　　肉毒梭菌为革兰氏阳性的大杆菌，大小为（1~1.2）μm×（4~6）μm，能形成芽孢（spore）。由比利时根特大学的细菌学家埃尔芒根（É. van. Ermengen）在1895年，从比利时某村所发生的一起食物中毒（food poisoning）的原因食品（火腿）及病死者脾脏中首先分离到。

　　肉毒梭菌及其芽孢广泛存在于自然界，且在世界各地均有存在。不仅广泛存在于土壤中，也分布于江、河、湖、海的沉积物及水中，偶尔也存在于动物的粪便中，水果、蔬菜、畜（禽和鱼）制品中亦可发现。

　　肉毒梭菌芽孢的耐热性甚强，可在沸水中生存5~22h，能耐 120℃ 蒸汽加热 5min，干热 180℃ 处理 5～15min 能将其杀死，新生芽孢较陈旧芽孢的耐热力更强。pH 值越低，芽孢越易死灭。10% 的 HCl 经 1h，20% 的甲醛经 24h 才能将芽孢杀死。肉毒梭菌通常表现对青霉素、林可霉素、克林霉素、氯霉素、头孢类抗生素比较敏感。

20.2 感染类型

人的肉毒中毒除了由于误食含有 BTX 食品所引起的中毒外，也有可能是由于摄入肉毒梭菌的芽孢或繁殖体，经在肠道内其芽孢变为繁殖体并产生毒素所致，此即所谓的"毒素—感染"理论。根据毒素侵入体内的方式与途径，可将肉毒中毒分为以下 3 种类型。

20.2.1 经食物的肉毒中毒

经食物的肉毒中毒即食物中毒，是最早被发现的中毒方式，且迄今在全世界范围内所发生的绝大部分肉毒中毒病例均属于此种类型。此种肉毒中毒类型通常是因食物在加工制作过程中被肉毒梭菌污染，在缺氧条件下细菌繁殖并产生毒素，若食入此种含有毒素的食物即可引起中毒。

在我国已有报告由肉毒梭菌引起的食物中毒事件中，最早报告、规模最大、最严重的事件分别为：①最早报告事件：在我国首次具有文字记载确认肉毒中毒的存在，是 1958 年原北京医学院的吴朝仁等对新疆察布查尔县发生多年的所谓"察布查尔病"进行了调查后，断定为由肉毒梭菌引起的肉毒中毒。追查自 1949—1957 年共 9 年 88 例肉毒中毒患者，中毒死亡 38 人（病死率 43.18%）。②规模最大事件：

贵州省食品卫生监督检验所的温凯英等（1996）报告在1994年11月15日，贵州省荔波县的播尧乡和驾欧乡发生因食用腌酸猪肉引起的食物中毒事件，就餐的61人发病48人（罹患率78.69%）、死亡2人（病死率4.17%）。经检验证实，是由B型肉毒梭菌引起的。③最严重事件：按在同一起事件中死亡人数计严重性，四川省甘孜州疾病预防控制中心的蔡其华等（2006）报告的1起E型肉毒梭菌食物中毒是最严重的。报告在1990年11月30日，雅江县普巴绒乡某村一户村民建房，帮工的亲朋好友等50人聚餐，其中32人食用了于11月22日自制的牦牛血肠（系藏民族喜爱的一种将牦牛肉、肝、胃、牛油等切细加入牛血及佐料后灌装入牦牛肠内制成的传统食品）后全部发病（罹患率100%）、死亡9人（病死率28.13%）。

　　此类肉毒中毒在一年四季均有发生，缺乏明显的季节性，这似乎是与容易引起肉毒中毒的食物（尤其是豆制品）在常年均有食用相关；但以2～5月最多，此间正是较多自制和进食发酵豆类、谷类食品的季节，也是形成这一季节性特点的主要条件之一。

　　引起中毒的食品，主要涉及的是被肉毒梭菌污染的自制发酵豆制品（臭豆腐、豆豉、豆瓣酱、豆腐干、面酱、豆腐乳、豇豆罐头、酱豆等），其次为肉类食物（风干牛肉、牛肉、火腿肠、香肠、猪肉、羊肉、揢积肉等）。主要发生在家庭，这与容易引起肉毒中毒的食物多为家庭自制后食用、或送与另外家庭食用、或家庭聚餐食用是相关联的。

　　肉毒中毒的临床表现与其他细菌性食物中毒有所不同，胃肠道症状很少见，主要为神经末梢麻痹。不同年龄、不同性别的人群均可发生，通常发病表现急骤、来势猛。潜伏期因摄入毒素的量和毒素类型不同存在差异，摄入含毒素食品后通常在 12～36h 发病，毒素量大时可短至 2h，毒素量少或摄入 B 型或 E 型毒素时，可长达数天至几周。通常是先有一般不典型的乏力、头痛等症状，早期为瞳孔放大、明显无力、虚弱、晕眩，接着会出现复视、斜视、眼睑下垂等眼肌麻痹症状；再是吞咽和咀嚼困难、口干、口齿不清等咽部肌肉麻痹症状；进而会出现膈肌麻痹、呼吸困难、直至呼吸停止导致死亡。很少见肢体麻痹的，不发热，神志清楚。病程通常在 2～3d，也有的长达 2～3 周之久，病情严重、病程较长的多因 A 型毒素引起。导致死亡的原因，主要是因呼吸麻痹及心肌瘫痪。早期治疗可降低死亡率，存活病人的恢复十分缓慢，可从几个月到几年，直到被感染的神经末梢重新长出。肉毒中毒的病后几乎没有免疫力，可重复发生。

20.2.2　经创伤的肉毒中毒

当肉毒梭菌的芽孢或繁殖体污染创伤后，在局部缺氧条件下芽孢发芽、细菌繁殖并产生毒素引发中毒，此种中毒的发病率低。中毒表现常有发热，潜伏期一般较长，因不引起暴发以致无流行病学意义。

20.2.3　婴儿肉毒中毒

婴儿肉毒中毒是由于食入了肉毒梭菌芽孢或繁殖体后，在肠内芽孢发芽、细菌繁殖并产生毒素以致发生中毒。婴儿摄入肉毒梭菌的媒介可能有蜂蜜、土壤、尘埃等，其中，以通过蜂蜜的可能性较大（因曾有统计报告 30% 的患病婴儿均有进食蜂蜜的病史、且在约有 10% 的市售蜂蜜中能检出肉毒梭菌）。此外，此病的发生尚与机体内在因素有关，如肠道正常菌群间的失调等，也与婴儿喂养方式有关，此类肉毒中毒在目前一般通称为婴儿肉毒中毒。

20.3 传播途径

综合分析肉毒梭菌引起食物中毒的传播途径，主要是肉毒梭菌污染食物后，在适宜生长繁殖的条件下存放以致产生毒素，直接食入后引起中毒，此类情况的潜伏期一般较短；这种情况也易发生家庭邻里的连锁式发病，即将自制的含毒食物无意中送给左邻右舍或亲戚朋友，食后导致中毒的发生。另外是肉毒梭菌被食入后在肠道内生长繁殖，或经伤口感染后产生毒素引起中毒，此类情况的潜伏期一般较长。

20.4 防治原则

预防肉毒中毒，需要根据不同的肉毒中毒类型。①对经食物引起的肉毒中毒预防，很重要的是不要使食物长期处于缺氧状态。②对经创伤的肉毒中毒，就是在尽可能的情况下要处理伤口保持开放（不能人为造成缺氧环境）状态。③对婴儿肉毒中毒，特别强调不要食用可能存在肉毒梭菌或其芽孢污染的食品，尤其是长期封闭保存的蜂蜜。总体来讲，要特别注意那些长期在缺氧条件下存放的食品。

对肉毒中毒的治疗，还主要是采用调节神经系统功能、尽量排除肉毒毒素的疗法。目前，还没有能够直接消除肉毒毒素的有效方法。为控制可能在机体抵抗力降低的情况下，会发生的某些病原菌继发感染加重病情、或使对肉毒中毒治疗的复杂化，也可根据具体情况使用抗菌类药物。

21　产气荚膜梭菌感染病

　　梭菌属（*Clostridium*）的产气荚膜梭菌（*Clostridium per-fringens*），也属于食源性疾病（foodborne diseases）的病原菌，也称食源性病原菌（foodborne pathogen），可引起食物中毒（food poisoning）。另外是能引起人及多种动物的感染病（infectious diseases），是梭菌属中重要的病原菌，也属于人兽共患病（zoonoses）的病原菌范畴。

21.1　病原特征

　　产气荚膜梭菌为革兰氏阳性（紫色）的直杆菌，大小为（0.6～2.4）μm×（1.3～19.0）μm（附图 22，源自 ht-tp：//image. haosou. com），能形成芽孢（spore）和荚膜（capsule）。由英国学者韦尔奇（Welch）和纳托尔（Nuttall）在 1892 年，首先从一具腐败的人尸体产生气泡的血管中分离到。在菌体周围的不着色部分为荚膜。

　　在最初，此菌仅被认为对人是一种创伤感染的病原菌，即引起气性坏疽（gas gangrene）。在第一次世界大战期间，有英国和法国受伤士兵感染此菌的报告，这种感染通常可导致死亡，或因不明原因的局部组织坏死导致截肢。1917 年，布尔（Bull）和普里切特（Pritchett）发现此菌可产生一种引起组织坏死的可溶性毒素，此毒素可被特异性免疫血清中和。早在1899年，安德鲁斯（Andrewes）就怀疑此菌可能引起人的食物中毒；1924年，卡恩（Kahn）在腹泻和肠毒血症患者病料中分离到此菌。后经麦克朗（McClung）在1945年通过对4起由鸡肉引起的食物中毒事件研究证实，此菌可经消化道引起人的感染发病，是食物中毒的病原之一；英国学者霍布斯（Hobbs）等在1953年，首次详细报告了此菌引起食物中毒的症状。由其引起的食物中毒在国外较为多见，如有报告美国在1976—1980年间，发生62次；日本在1981—1983年间发生49次，其中，渡边昭宣等在1981年报告发生于琦玉县的1起中毒患者达3 610人。

产气荚膜梭菌广泛存在于土壤、灰尘、植被、人及动物肠道环境及多种临床标本中，食品受污染的机会很多。

产气荚膜梭菌的芽孢耐热性较强，通常加热90℃经30min或100℃经5min可将其杀死，但引起食物中毒的菌株能耐煮沸1~3h。细菌繁殖体，对热及低温均较敏感。细菌体在低于pH值5.0或高于pH值8.3的条件下，数天后即死亡。高浓度的酒精，可破坏和杀灭芽孢。产气荚膜梭菌产生的肠毒素（enterotoxin）不耐热，通常60℃经45min可被灭活，100℃经瞬间即可被灭活。产气荚膜梭菌通常表现对青霉素、林可霉素、克林霉素、氯霉素、头孢类抗生素比较敏感。

21.2　感染类型

产气荚膜梭菌在人的感染病，主要见于大面积创伤，局部供血不足，组织缺氧坏死，芽孢发芽繁殖产生大量及多种毒素和具有侵袭性的酶致病。另外是引起食物中毒，主要由A型菌引起。再者是C型菌，还能引起坏死性肠炎（necrotic enteritis）。

21.2.1　食物中毒

在已有报告由产气荚膜梭菌引起的食物中毒事件中，最早报告、规模最大、最严重的事件分别为：①最早报告和规模最大事件：江苏省淮阴地区卫生防疫站的吴庆玉（1980）报告在1975年9月20~24日，淮阴地区某县因食用由县食品公司统一按公社、大队、生产队层层周转供应，致使产气荚膜梭菌污染导致严重腐败变质的猪肉引起2 941人食物中毒，死亡1人（病死率0.034%）。此事件是最早报告，也是规模最大的。②最严重事件：按中毒发生死亡情况计严重性，黑龙江省依安县卫生防疫站的张淑贤等（1995）报告的1起是最严重的。报告在1993年9月6~8日，依安县解放乡团结村3屯，因食用有产气荚膜梭菌污染的病死马肉引起食物中毒，在进食的36人中发病11人（发病率30.56%）、死亡2人（病死率18.18%）。

产气荚膜梭菌引起的食物中毒，主要是由其产生的肠毒素引起。通常表现发病急，以胃肠道症状为主，多数出现腹痛、腹泻、呕吐，有的伴有恶心、发热；腹泻频繁，多为水样便，有的会伴有黏液甚至血样便。

中毒相关食物主要为肉类，包括猪肉、牛肉、马肉、鸡肉、鸭肉、狗肉、卤肉等。病程一般不长，多在1~3d、长的可在1~7d。通常表现多为群体聚餐发生，罹患率也较高，严重病例可发生死亡。

21.2.2 其他感染病

其他的感染类型主要是气性坏疽，以局部水肿、水气夹杂、触摸有捻发感并产生恶臭、组织坏死、全身毒血症甚至休克为特征。濒死前，产气荚膜梭菌还能侵入血流引起败血症。另外，也能引起坏死性肠炎，还可经肠穿孔或子宫破裂进入盆腔或腹腔引起感染。

21.3 传播途径

产气荚膜梭菌引起食物中毒的传播途径，主要是产气荚膜梭菌污染食物后，在适宜生长繁殖的条件下存放以致产生肠毒素，直接食入后引起中毒。另外是产气荚膜梭菌被食入后在肠道内生长繁殖，产生肠毒素引起。污染伤口，在缺氧的情况下生长繁殖，则引起气性坏疽。进入肠道后生长繁殖，可引起发生坏死性肠炎。

21.4 防治原则

对由产气荚膜梭菌引起食物中毒的有效预防，最为重要的是不要使食物受到污染，特别是不能使食物长期处于缺氧状态。对经创伤引起的感染病，就是在尽可能的情况下要处理伤口保持开放，不能人为造成缺氧环境。

对由产气荚膜梭菌引起食物中毒的治疗，还主要是采用对症治疗和尽量排除肠毒素的疗法。另外，要使用敏感抗菌类药物治疗，以消除引起某些组织器官或全身性感染的可能，以及预防可能在机体抵抗力降低的情况下，会发生的某些病原菌继发感染加重病情、或使治疗的复杂化。尤其是产气荚膜梭菌常常会与一些需氧菌在一起，所以，联合使用抗菌类药物也是必要的。

22 利斯特氏菌病

单核细胞增生利斯特氏菌（*Listeria monocytogenes*），能引起人及多种动物的利斯特氏菌病（listeriosis），属于人兽共患病（zoonoses）的范畴。其特征主要是出现神经症状，人及畜的感染主要表现为脑膜炎、败血症、流产、单核细胞增多等，家禽和啮齿动物主要表现为坏死性肝炎、心肌炎等。多呈局部散发，一般发病率不高、但死亡率较高。

单核细胞增生利斯特氏菌为食源性疾病（foodborne diseases）的病原菌，也称食源性病原菌（foodborne pathogen）。在引起食物中毒（food poisoning）方面，目前，还主要是在国外多有发生。我国虽也已有由单核细胞增生利斯特氏菌引起的报告，但尚为罕见。

22.1 病原特征

单核细胞增生利斯特氏菌为革兰氏阳性（紫色）短小杆菌，大小为（0.4～0.5）μm×（0.5～2.0）μm。早在1885年，俄国的儿科医生费拉托夫首先记述了利斯特氏菌病。1889年，德国细菌学家普法伊弗（R. F. J. Pfeiffer）以腺热（glandular fever）为病名报告了4例患者，并对此病的症状、体征及传染性质作了明确记述。1929年，尼福尔特（Nyfeldt）在丹麦首次证实并报告了1例人的单核细胞增生病例（男孩），从患者血液分离到此菌。在美国，伯恩（Burn）于1933年首先发现并报告了由此菌引起人的围产期感染和脑膜炎病例。

我国早在1901年即已在广东省汕头市发现有利斯特氏菌病的流行，在1914年发现福建上杭流行此病。1940年在天津及上海有个别病例发生的报告，1942年在上海曾发现在儿童中有此病的流行。

利斯特氏菌广泛存在于自然界，如土壤、污水、屠宰场、青饲料、食品生产加工器具及多种食品，动物和人体也可带菌。在外环境的适应能力强，对不利因素（如低温、高渗、抗菌物质）有抵抗能力。有调查报告显示4%～8%的水产品、5%～10%的奶及奶产品、30%以上的肉制品及15%以上的家禽均可被利斯特氏菌污染，即食食品（ready-to-eat food）和冷藏、冷冻食品易受污染。正常人粪便中利斯特氏菌的带菌率在0.6%～16%，有70%的人可短期带菌。

单核细胞增生利斯特氏菌不易被强烈的光照所灭活，亦耐受冻融，因此在土壤、污水、植物性饲料甚至是从未开垦的土地中也发现有此菌。已在牛、羊、野生反刍动物、猫、狗、猪、马、狐狸、鼠类等多种哺乳动物和鸡、野生鸟类等多种禽类以及昆虫中均发现过单核细胞增生利斯特氏菌，另外是在鱼类、蝉类、蝇类及甲壳动物中也分离到；在屠宰场工作的人员有10%～20%的为无症状带菌者，但因单核细胞增生利斯特氏菌较难从大便中分离出来，所以，实际的带菌率可能高达20%～25%，从事单核细胞增生利斯特氏菌研究的人员的带菌率可高达77%。

有调查报告在部分地区对生肉、熟肉、水产品和生牛奶等4大类食品的检测，其中以生肉类的检出率最高；在生肉类中以冻鸡肉的检出率最高，其次为冻猪、牛、羊肉。另外为鲜生猪肉、鲜生牛肉、鲜生羊肉。显然，单核细胞增生利斯特氏菌主要污染于肉类食品（尤其是冷冻肉类），这也是与此菌的耐冷特性直接相关的。

单核细胞增生利斯特氏菌的抵抗力强，在土壤、粪便、青贮饲料和干草内能长期存活，在粪便中可存活2年以上，在干酪中可存活1年以上，在尸体中可存活4~8个月，在食品和植物屑片中可存活几个月，在冰箱中贮藏的肉、蛋、食品中可生存或生长。对酸和碱的耐受性大，在pH值为5.0~9.6及10%盐溶液中仍能生长，在20%盐溶液中经久不死亡；对热有抵抗力，100℃经15min、70℃经30min才能将其杀死，因此，经巴氏消毒的羊奶仍有单核细胞增生利斯特氏菌存活。在常用的消毒剂中，5%的来苏尔经10min、2.5%的氢氧化钠或福尔马林经20min、0.1%的升汞经5min、2.5%的石炭酸和70%的酒精经5min、10%的石灰乳作用10min，能杀死单核细胞增生利斯特氏菌。

单核细胞增生利斯特氏菌通常表现对甲氧苄氨嘧啶、万古霉素、丁胺卡那霉素、头孢噻吩、环丙沙星、红霉素、庆大霉素、利福平等比较敏感，对四环素、头孢噻肟、呋喃妥因、氨苄青霉素、氯洁霉素、头孢西丁、强力霉素、红霉素、氯霉素、环丙沙星、左旋氧氟沙星等具有不同程度的耐药性。

22.2　感染类型

人的利斯特氏菌病是一种急性传染病，多是在免疫功能低下时易被感染发病，新生儿及 40 岁以上的人群易感。多表现为散发，通常不会发生大规模流行。

22.2.1　食物中毒

从 20 世纪 80 年代始，在世界上已有多起因食入污染食品引起利斯特氏菌病暴发的事件，死亡率接近 30%。在我国由单核细胞增生利斯特氏菌引起的食源性疾病，目前还尚不多见。浙江台州市疾病预防控制中心的葛素君等报告在 2003 年 10 月，台州市某小学 140 余名 8～12 岁学生，在课间营养餐食用熟食喜蛋后，有 82 人（罹患率 58.57%）群体暴发食物中毒，潜伏期 8～10h，临床主要表现为寒战、头痛、头昏、恶心、呕吐；有 4 例严重的出现了神志不清、不安、谵妄、脑膜刺激征，甚至出现神志昏迷等神经系统症状。检验证实，是由单核细胞增生利斯特氏菌污染熟食喜蛋引起的。

22.2.2　其他感染病

利斯特氏菌病的潜伏期在 3～70d，发病初期多表现为腹泻、发热、剧烈头痛、恶心、呕吐，进而发展为败血症、脑膜炎，孕妇可出现流产。感染后约有 60% 的患者会发生中枢神经系统感染，大多为脑膜炎，少数可出现以脑干多发脓肿为典型表现的脑炎。感染包括妊娠感染、新生儿败血性肉芽肿病、败血症、脑膜炎、脑炎、化脓性结膜炎及皮肤感染的局部感染，以及肝炎、肝脓肿、心内膜炎、关节炎、骨髓炎、脑脓肿、胆囊炎等类型。

22.3　传播途径

单核细胞增生利斯特氏菌是一种重要的食源性病原菌，

在绝大多数的食品中都有存在，肉类、蛋类、海产品、乳制品、蔬菜等都易被此菌污染，肉类食品是单核细胞增生利斯特氏菌造成食源性传播的主要媒介。因单核细胞增生利斯特氏菌在4℃的环境下仍可生长繁殖，是冷藏食品威胁人类健康的主要病原菌之一。人的感染多与接触被感染的动物或动物粪便，或与食入被污染的食品有关。

22.4　防治原则

对利斯特氏菌病的预防，有效的方法是尽量少与动物及其排泄物接触，不食用不洁净的生蔬菜，更不要生食肉类、鱼类。即食品一定要新鲜，冷藏、冷冻食品一定要经充分加热处理。

对利斯特氏菌病的治疗，除了常规的对症治疗和一般的支持疗法外，抗菌类药物的应用是必需的。由于利斯特氏菌病常是在免疫功能低下者多发，所有抗菌类药物的联合应用，也有助于控制可能会发生的其他细菌混合感染或继发感染。

第二部分

食源性病毒感染病

◇ 在此部分中，共记述了 3 种由病毒（virus）引起的食源性感染病（infectious diseases）。包括轮状病毒（rotavirus，RV）、杯状病毒科（Caliciviridae）的诺如病毒（norovirus，NV）和札如病毒（sapovirus，SV）、肝炎病毒（hepatitis virus）。相对来讲，这些病毒是在引起食源性病毒感染病中比较常见的。分别记述了这些病毒感染病的病原特征、感染类型、传播途径、防治原则等 4 个方面的内容。

23 轮状病毒感染病

轮状病毒（rotavirus，RV）属于食源性疾病（foodborne diseases）的病毒（virus）范畴，能引起人及多种动物的感染病（infectious diseases）。是人的非细菌性腹泻的主要病原体之一，在全世界约有40%的感染性腹泻是由轮状病毒引起的，也是发展中国家导致婴幼儿腹泻死亡的主要原因之一。

23.1 病原特征

轮状病毒分类于呼肠孤病毒科（Reoviridae），形态呈圆球状，直径在70～75nm；病毒核心外围由双层衣壳构成，内外衣壳呈二十面体对称结构（附图23，源自http：//image. haosou. com）。是双股RNA病毒，病毒RNA有11个片段。因内层衣壳的壳微粒体向外层呈放射状排列，类似车轮的幅条状结构，所以被称为轮状病毒。根据轮状病毒内层衣壳的抗原特异性，可将其分为A、B、C、D、E、F、G等7个组。

轮状病毒是在1966—1968年，由梅布斯（Mebus）等在美国内布拉斯加州一个农场的腹泻犊牛病例中首先发现的，并采用传代细胞分离培养成功。1973年，澳大利亚学者毕晓普（Bishop）等在墨尔本研究婴幼儿胃肠炎时，从腹泻儿童十二指肠活检黏膜细胞内发现了轮状病毒，并认为是婴幼儿胃肠炎的病因，这也是首次将轮状病毒与人的胃肠道感染病联系在一起。1975 年，国际病毒分类学委员会（The International Committee On Taxonomy Of Viruses，ICTV）正式将此病毒命名为轮状病毒，同时确定从内布拉斯加州犊牛腹泻分离的轮状病毒为标准毒株。

轮状病毒对理化因子的作用具有较强的抵抗力。经乙醚、氯仿、反复冻融、超声波、37℃作用 1h 或室温（25℃）作用 24h 等处理后，还仍具有感染性。在外界环境中比较稳定，在室温条件下可存活 7 个月，在粪便中可存活数日或数周。比较耐酸和耐碱，胃酸不能将其灭活，在 pH 值为3.5～10.0 间都不丧失感染性。比较耐冷，在 - 20℃可长期保存。不耐热，经 56℃加热 30min 可被灭活，但在有硫酸镁存在的情况下经 50℃不能被灭活。95％的酒精是对此病毒最为有效的灭活剂。

被轮状病毒感染后，不论是否出现临床症状，均可产生相应的抗体。其中的免疫球蛋白 M（IgM）在感染后 2～3d 即可产生，持续 4～5 周后消失；免疫球蛋白 G（IgG）在晚数日后产生，持续的时间较长。在小肠局部产生的免疫球蛋白 A（IgA）有抵抗病毒作用，但持续时间较短，所以在患病痊愈后还可再感染。通常情况下，再感染时的症状多表现较轻。

23.2　感染类型

与感染人有关的轮状病毒，包括 A 组、B 组和 C 组，其中，主要是 A 组。据世界卫生组织（World Health Organization，WHO）2001 年的统计结果，全球每年由轮状病毒感染引起腹泻发病的为 1.2 亿人次，有 230 万儿童因轮状病毒导致腹泻住院治疗（约占腹泻病住院者的 40%），每年有 45 万~65 万名的 5 岁以下儿童发病死亡。

在腹泻患儿中，有 11%~71%（平均 33%）为 A 组轮状病毒引起。有 90% 以上的婴儿在 3 岁前都受到过轮状病毒的感染，IgG 阳性，直到成人都保持较高水平，说明再次亚临床感染是很常见的。轮状病毒主要在十二指肠黏膜细胞中增殖，破坏十二指肠黏膜细胞后引起腹泻。轮状病毒感染为自限性疾病，不喂乳类的患儿恢复更快，病程约 3~8d，少数的病程较长，住院平均天数为 5~7d。轮状病毒的一类非结构蛋白，对轮状病毒引起胃肠炎是重要成分，被认为是一种属于肠毒素（enterotoxin）类的物质。

人的轮状病毒感染，除了主要是引起下述的急性胃肠炎以外，也存在肠道外感染。主要包括脑炎、心肌炎、无热惊厥，以及对肝脏、肾脏、胰腺等的损伤。

23.2.1 A 组轮状病毒感染病

A 组轮状病毒感染的潜伏期为 1~3d，表现为突然发病。6 个月龄至两三岁的婴幼儿对其最易感，更多见于 6~24 个月龄的婴幼儿。在全世界因急性胃肠炎住院治疗的儿童中，有 40%~50% 为轮状病毒所引起的。在我国每年大约有 1 000 万婴幼儿患轮状病毒感染性胃肠炎，约占婴幼儿总人数的 25%。

发病初期即发生剧烈呕吐，当呕吐减轻时便开始腹泻，大便次数增多（每天在 10 余次至数十次），量大，呈黄色或淡黄色，水样或蛋花汤样、或奶水样，不含血液或黏液，有腥臭味。常有轻度腹痛、肌痛及头痛等，以及发热（高热的少见）、流涕和轻度咳嗽等症状。通常发热及呕吐在 2d 后消失，但腹泻可持续 3~5d 或 1 周，少数可达 2 周。呕吐和腹泻严重的可出现脱水、酸中毒和电解质紊乱，甚至死亡。我国的婴幼儿轮状病毒腹泻，主要发生在每年的秋冬寒冷季节，所以又称为"秋季腹泻"（图 5，源自 http://image. haosou. com）。

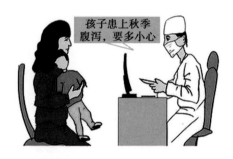

图 5　预防轮状病毒引起婴幼儿腹泻宣传画

23. 2. 2　B 组轮状病毒感染病

B 组轮状病毒感染，由我国病毒学专家洪涛等首先发现。1982—1983 年，他们在我国锦州和兰州暴发流行的急性胃肠炎患者粪便中发现了与 A 组抗原性不同的轮状病毒，由于患者多为成年人，所以命名为成人腹泻轮状病毒（adult diarrhea rotavirus，ADRV），后经国内外学者的进一步研究，确定为 B 组轮状病毒。

B 组轮状病毒感染，仅在我国引起暴发流行。多为成人感染，潜伏期 2~3d，表现起病急，突然出现严重腹泻，每天在 3~10 次，为黄色或米汤样便，无脓血。伴有呕吐、腹痛、恶心、腹胀、肠鸣、乏力等症状，多数无发热或仅有低热。多数病程在 5 ~ 6d 后缓和，少数持续 2 周左右。

23.2.3　C 组轮状病毒感染病

C 组轮状病毒，主要是感染猪。亦在人群中有检出，主要是引起成人感染发生腹泻，表现为散发病例。近年来有多个国家（包括我国）从腹泻儿童粪便中有检出，也从牛、鸡、鸭粪便中有检出。

23.3　传播途径

轮状病毒的感染有明显的季节性，通常是在秋冬季节多发或达到发病的高峰期，这是与轮状病毒的耐低温特性相关的。

发生轮状病毒的感染，通常认为主要是通过粪—口、或口—口途径的人—人间接触传播，可能还有直接的接触和呼吸道途径。可散发或暴发流行，轮状病毒感染患者和恢复期病人及无症状带毒者、污染的水源和食品是重要的传染源。在急性期患者粪便中有大量的病毒存在，病后还可持续排毒4 ~ 8d，有极少数的可长达 18 ~ 42d。

23.4　防治原则

根据轮状病毒主要的粪—口、或口—口传播途径，可以藉食物、饮水、与病人日常生活接触，以及不洁手污染的食品、食具、玩具、用具等传播，还有可能存在的呼吸道传播途径，应加强包括水源、饮食、环境卫生、消灭苍蝇和蟑螂及其孳生地在内的综合性预防措施。要讲究个人卫生和公共卫生，尤其是新生儿的母亲，要注意经常洗手。

要加强对传染源的管理，及时诊断和隔离治疗病人及无症状带菌者，是预防轮状病毒感染暴发和流行的重要手段。对重点人群、集体单位及临时性大型工地，应特别注意预防暴发和流行。对受到病人排泄物污染的环境和物品，要进行彻底的消毒处理，否则一些特殊环境，如医院的病室、产房婴儿室等处有可能发生医院内轮状病毒感染的暴发。必要时可以使用疫苗进行预防接种，尤其是3岁以下儿童以使用疫苗预防接种为佳。

轮状病毒感染多为自限性疾病，常常是不需要治疗也预后良好，但少数患者可因严重脱水、电解质紊乱或出现其他并发症而死亡。目前，还没有治疗轮状病毒感染的特效药物，一些辅助治疗方法是在有腹泻时可以口服葡萄糖及补充液体，纠正脱水、酸中毒和维持电解质平衡，并通过增强机体免疫力提高体内的 IgG 及 IgM 水平，对吐泻较重患者可给予止吐剂和镇静剂，严重时可以使用干扰素阻断病毒在体内的复制。另外是提倡母乳喂养，母乳中存在特异性轮状病毒 IgA，可少发生或不发生轮状病毒性肠炎，显著降低发病率。

24 杯状病毒感染病

杯状病毒科（Caliciviridae）的诺如病毒（norovirus，NV）和札如病毒（sapovirus，SV），属于食源性疾病（foodborne diseases）的病毒（virus）范畴，可引起人的感染发生胃肠炎，也被认为是近年来食源性疾病暴发最为重要的病原体之一。

24.1 病原特征

诺如病毒分类于杯状病毒科的诺沃克样病毒属（Norwalk-like virus，NLV），属于人类杯状病毒（human calicivirus，HuCV）。诺如病毒的形态特征为具有典型的羽状外缘，表面有 32 个杯状凹陷的小圆球形，无包膜，呈二十面体对称结构（附图 24、附图 25，源自 http://image.haosou.com），为单股正链 RNA 病毒，在宿主细胞核中复制。属于人类杯状病毒的还有札幌样病毒属（Sapporo - like virus，SLV）。

诺如病毒在 1968 年被发现，是在美国俄亥俄州诺沃克（Norwalk）市一所小学内暴发的一起急性胃肠炎的病原；相继在 1972 年，通过以免疫电镜技术对此起急性胃肠炎进行的研究，从患者的粪便样品中观察到这种病毒，并根据此起急性胃肠炎的发生地将其命名为诺沃克病毒（Norwalk virus）。此后，有不少国家陆续报告了与急性胃肠炎有关的类似这种病毒，均是按发现的地区命名的，包括美国的蒙哥马利县病毒（Montgomery county virus）、雪山病毒（Snow mountain virus，SMV）、夏威夷病毒（Hawaii virus，HV），以及英国的南安普敦病毒（Southampton virus，SV）和汤顿病毒（Taunton virus，TV）等，在早期被统称为小圆结构病毒（small round structural virus，SRSV），后又改称为诺沃克样病毒。这些病毒的共同特征是：均发现于急性非细菌性胃肠炎患者的粪便、呈直径在 26～35nm 的小圆结构、为单股正链 RNA 病毒、不能在细胞或组织中进行体外培养。

在继诺如病毒被发现之后的 1976 年，在对急性胃肠炎的流行病学研究中，还发现了一种形态特征与诺如病毒无法区别、但不与诺如病毒抗体发生反应的病毒；直到 1982 年，千叶（Chiba）等在日本札幌（Sapporo）地区婴幼儿腹泻粪便中鉴定了这种病毒，当时称之为札幌病毒（Sapporo virus），即札幌样病毒。2002 年 8 月，第八届国际病毒分类学委员会（the International Committee On Taxonomy Of Viruses，ICTV），批准将诺沃克样病毒定名为诺如病毒、札幌样病毒定名为札如病毒。

诺如病毒耐热、耐酸和耐冷冻，在宿主细胞外非常稳定。在冷冻食品中可存活 6 个月以上，可在纸张、衣物、餐具、塑料等物品上存活 10d 以上。在室温环境经 pH 值为 2.7 的条件处理 3h、在 4℃ 条件下经 20% 的乙醚处理 18h、经 60℃ 作用 30min 后仍有感染性，在 −70℃ 冷冻保存数年后仍保持有活力。对处理污水用浓度为 10mg/L 的氯敏感，但对处理饮用水的浓度为 3.75～6.25mg/L 的氯能耐受。

诺如病毒有 4 个血清型，分别为诺沃克型、夏威夷型、雪山型、陶顿型。感染诺如病毒后，血清中特异性抗体水平上升，通常在第 3 周达到高峰，维持到第 6 周左右下降。低龄儿童的抗体阳性率低、大龄儿童及成年人的抗体阳性率高。诺如病毒的抗体没有明显的抗感染保护作用，仅有约半数患者病愈后可在短期内对相同血清型病毒株有免疫保护，所以很容易出现反复感染。

24.2 感染类型

杯状病毒是一类分布广泛的肠道腹泻病毒，感染的暴发和流行均缺乏明显的地域性和季节性。在学校、幼儿园、养老院、医院、餐馆、食堂、游船、休闲娱乐场所、部队及家庭等人口聚集的场所，容易引起杯状病毒感染的暴发，并可导致公众恐慌，从而造成突发公共卫生问题。

24.2.1 诺如病毒感染病

诺如病毒常常是引起成人和较大年龄儿童发生急性胃肠炎，极少波及婴儿及幼龄儿童，但在社区发病时常会累及各年龄人群。因其具有传染性强的特点，所以也常被称为"肠道流感"。诺如病毒具有很强的感染力和致病力，10 个病毒颗粒即可引起感染发病。诺如病毒感染常常表现与宿主组织血型抗原（histo-blood group antigens，HBGAs）有关，如最早发现的诺沃克毒株以 O 型血人群最易被感染、A 型血人群次之、B 型血人群不感染。

诺如病毒是继轮状病毒（rotavirus，RV）之后，又一引发病毒性胃肠炎的主要病毒。有统计显示由诺如病毒引起的胃肠炎，在各种非细菌性胃肠炎中占30%～50%；在由食物造成的病毒性胃肠炎中，有90%是由诺如病毒引起的。我国自1995年报告了首例诺如病毒感染以来，在全国有多个地区先后发生多起诺如病毒感染性腹泻暴发疫情。在我国5岁以下腹泻儿童中，诺如病毒的检出率在15%左右。

诺如病毒进入胃肠道与胃、十二指肠的上皮细胞结合后，遗传物质进入细胞内增殖病毒，然后再感染十二指肠和空肠上段并破坏细胞，引起呕吐和腹泻（图6，源自 http：//image. haosou. com）。潜伏期通常在10～48h，病程一般在24～72h（通常老年患者的病程较长）。表现起病突然，主要症状为恶心、呕吐、腹泻、腹痛等，有的还伴有低热、头痛、肌痛、流涕、咳嗽、咽痛、乏力、食欲减退等症状，还可见寒战及少数有眼痛等。儿童发病后多见呕吐，而年长患者的腹泻症状表现严重，大便为黄色稀水样或水样，每日数次至数十次，无黏液和脓血。患者还有的仅表现有呕吐症状，也因此曾被称为"冬季呕吐病"。

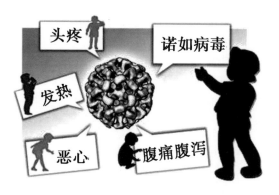

图6 诺如病毒引起胃肠炎症状示意图

24.2.2　札如病毒感染病

札如病毒主要是感染婴儿、5 岁以下儿童和老年人，也可导致成人急性胃肠炎的暴发。札如病毒在世界范围内均有分布，但具有在美国、英国、法国、荷兰、日本、澳大利亚、泰国等的地域性，在不同地区存在札如病毒的不同基因型毒株，流行没有明显的季节性。

被札如病毒感染后的多数病例，症状较轻或病程较短，通常无须到医院就诊。导致婴幼儿的显性感染，主要症状有腹泻、呕吐和发热，但一般表现症状较轻。

24.3　传播途径

诺如病毒的传染源主要是感染者，以及受到污染的水、食物和环境。被感染者的呕吐物在形成浮质后，病毒则可随空气广泛传播。污染诺如病毒的饮食品，主要包括从受到粪便污染的海域采捕的贝类、在加工过程中接触到粪便污染的器具或患病操作人员的手的食品、受到被粪便污染的水浇灌或清洗的水果和蔬菜、饮用水等。隐性感染者及健康带毒者，也可为传染源。以往认为人是人类杯状病毒的唯一宿主，但近年来已有牛和猪等家畜也是诺如病毒宿主的报告，并存在着人与家畜间交叉传播的可能性。

诺如病毒的传播以粪—口途径为主，还可通过人—人接触传播、空气传播。暴发期间经常是发生最初病例因接触被污染的食物或水引起，而第二代和第三代病例则是由人对人的传染引起。诺如病毒患者在病后 3 ~ 4d 内排毒，病程较长和病情较重者的排毒期也较长。患者的粪便和呕吐物具有很强的传染性，一旦污染食物和水源，常可引起暴发流行。另外是在给老年患者换尿布、餐巾和擦洗呕吐物时，如果只是简单清洗，则在干燥后诺如病毒会飘浮于空气中造成传播，因此必须注意消毒处理。

在人口聚集的诺如病毒感染原发场所，主要是因直接食用了被污染的食物（牡蛎、食用冰块、鸡蛋等）造成暴发性胃肠炎流行。生食水产品贝类、特别是牡蛎，为食源性暴发流行的最常见原因。在有被患病人群的粪便污染了的贝类加工厂中，特别容易传播（图7，源自 http：//image. haosou. com）。

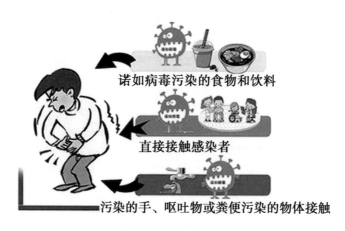

诺如病毒污染的食物和饮料

直接接触感染者

污染的手、呕吐物或粪便污染的物体接触

图7 诺如病毒传播途径示意图

札如病毒也主要是通过污染的食物或水传播，还可通过空气中带有札如病毒的细小微粒、人与人之间的直接接触或接触被污染的环境引起感染。札如病毒的隐性感染者可持续排毒一周以上，被感染的食物加工者和销售员也可成为重要的传染源，与家庭外的胃肠炎患者接触是札如病毒胃肠炎的高危因子。

24.4　防治原则

　　预防杯状病毒的感染与暴发流行，主要是对患者要及时治疗，严格隔离消毒，对密切接触患者的及可疑患者需严密观察。重视食品、饮水卫生，保护水源不受污染，加强对海产品（尤其是牡蛎、蛤等贝类）的卫生监测，海产品的加工要符合卫生要求。养成良好的生活及饮食卫生习惯，饭前、便后认真洗手，不食用生冷变质食物，充分加热处理食品。正确处理患者的呕吐物和排泄物，对患者使用过的餐具和衣物进行彻底消毒处理。

　　杯状病毒感染发病多为自限性的，通常不需用抗菌类药物治疗，一般预后良好。但对于体质虚弱的患者来讲，有可能因引起脱水、电解质流失而变得严重。目前还没有特效疗法，以对症治疗和支持疗法为主，对病情严重的患者要注意纠正脱水、酸中毒和电解质紊乱。

25 病毒性肝炎

病毒性肝炎（viral hepatitis）是指由肝炎病毒（hepatitis virus）引起的全身性传染病，主要是累及肝脏。肝炎病毒是一大类能引起病毒性肝炎的病原体，目前公认的人类肝炎病毒至少有甲型肝炎病毒（hepatitis A virus，HAV）、乙型肝炎病毒（hepatitis B virus，HBV）、丙型肝炎病毒（hepatitis C virus，HCV）、丁型肝炎病毒（hepatitis D virus，HDV）、戊型肝炎病毒（hepatitis E virus，HEV）等5类，它们分类于不同的病毒科和不同的病毒属。

其中的甲型肝炎病毒和戊型肝炎病毒，主要是以食品和水源为媒介、由消化道传播的，属于比较常见的食源性疾病（foodborne diseases）的病毒（virus），在食品安全中具有重要意义。

25.1 病原特征

肝炎（hepatitis）是一种古老的疾病，但其病因仅是在近代才被确定的。1942年在德国，弗格特（Voegt）报告健康人通过口服肝炎病人十二指肠内容物后可被感染，由此证明了肝炎的可传染性；其后是在英国、美国均有同类报告。

他们通过流行病学、临床和试验观察，认为肝炎有传染性肝炎（infectious hepatitis）和血清性肝炎（serum hepatitis）两种类型。1947年，麦卡勒姆（MacCallum）将传染性肝炎命名为甲型病毒性肝炎（viral hepatitis A）即甲型肝炎（hepatitis A）、血清性肝炎为乙型病毒性肝炎（viral hepatitis B）即乙型肝炎（hepatitis B），这种命名在1977年被世界卫生组织（World Health Organization，WHO）所承认。美国学者弗瑞斯特（Stephen M. Feinstone），在1973年首先用免疫电镜技术在急性期患者的粪便中发现了甲型肝炎病毒。

甲型肝炎病毒分类于小RNA病毒科（Picornaviridae），曾被命名为肠道病毒72型（因其形态特征和一些特性与肠道病毒相似）。形态特征为直径在27~32nm的二十面体对称的圆球形，表面由32个颗粒构成衣壳，无囊膜，为单股正链RNA病毒（附图26，源自http://image.haosou.com）。宿主范围比较狭窄，只能感染人及几种高等灵长类动物（如狨猴、黑猩猩等）。迄今还没有证据表明在自然界存在不同的毒株，对人群有无二次感染还不清楚。可在多种不同来源的人或动物细胞株上，进行体外培养，但野生毒株较难在细胞培养物中生长增殖，经传代适应后可缩短增殖周期。

甲型肝炎病毒对有机溶剂及物理化学因子的抵抗力较强，耐乙醚、酸和碱（pH值在2~10稳定），耐热（经60℃加热4h不能完全被灭活），经80℃加热5min可以完全灭活，存在Mg^{2+}或Ca^{2+}的情况下可增强对热的抵抗力。对紫外线照射敏感，根据照射条件不同可在1~5min内完全被灭活。可被5%~8%的甲醛、70%酒精迅速灭活，经1:4 000的甲醛溶液作用72h可失去感染性，但仍保持免疫原性。不耐冷冻干燥。能抵抗2%~5%的来苏尔和200mg/kg的有效氯达1h以上，因此对常规饮用水消毒要考虑有效氯的含量和作用时间。在 4℃ 条件下可存活数月，可在室温条件下的环境表面保持传染性达 1 个月以上。在污染的水、土壤、水生物（如牡蛎和毛蚶等）中，可存活数日至数月。食物加热到 85℃ 经 1min，以 1∶100 稀释的包含季铵和（或）盐酸的家用漂白粉或洗涤液进行消毒，都可有效灭活甲型肝炎病毒。

在甲型病毒性肝炎的显性感染或隐性感染过程中，机体均可产生抗甲型肝炎病毒的抗体，并可维持多年，对同型病毒的再感染具有免疫保护作用。

戊型肝炎病毒的形态特征是直径为 27～38nm（平均 32.2nm）的二十面体对称的圆球形，表面呈锯齿状，无囊膜，为单股正链 RNA 病毒。在过去曾被称为“经消化道传播的非甲非乙型肝炎病毒”，由美国学者雷耶斯（Reyes）等在 1989 年成功克隆了该病毒基因组后命名为戊型肝炎病毒，是一种主要引起 15～40 岁成人自限性病毒性肝炎的病原体。

25.2　感染类型

由甲型肝炎病毒、乙型肝炎病毒、丙型肝炎病毒、丁型肝炎病毒、戊型肝炎病毒引起的肝炎，分别称为甲型病毒性肝炎、乙型病毒性肝炎、丙型病毒性肝炎（viral hepatitis C）即丙型肝炎（hepatitis C）、丁型病毒性肝炎（viral hepatitis D）即丁型肝炎（hepatitis D）、戊型病毒性肝炎（viral hepatitis E）即戊型肝炎（hepatitis E）。

25.2.1　甲型病毒性肝炎

甲型病毒性肝炎在一年四季均可发生，但以秋冬及早春季节的发病率高，这可能与秋冬季节大量上市的水产品有关。其感染率以在发展中国家较高，在发达国家较低。

甲型病毒性肝炎的暴发流行事件，在国际上有多起是由于食品污染造成的，以致引起了国际社会的广泛关注。甲型病毒性肝炎作为食源性病毒性肝炎的暴发，首次记录的是1956 年在瑞典发生的，当时发现了与进食生牡蛎相关的629 例肝炎患者。在世界范围内报告的甲型病毒性肝炎病例，有约 7% 是因进食生的或未经适当烹制的牡蛎、蛤等贝类引起的。我国在 1987 年 12 月至 1988 年 2 月间，曾发生上海市民因食用受到污染、加工不彻底的毛蚶引起暴发甲型病毒性肝炎大流行，导致 31 万人发病、47 人死亡。

甲型病毒性肝炎的特征是全身性、嗜肝性感染，病程可因宿主对病毒的反应不同而异。多是侵犯儿童及青年人，发病率随年龄增长而递减。病情从轻型无症状到暴发型，临床表现多是从发热、疲乏和食欲不振开始，继而出现肝脏肿大和压痛、肝功能损害，部分患者出现黄疸。通常可根据临床特征，分为潜伏期、前驱期、黄疸期、恢复期。

潜伏期通常为 15～45d（平均 30d），病毒血症可在被感染后 6d 出现。约有 85% 的黄疸病例具有非特异性的前驱症状，表现无力、疲劳、恶心、食欲不振、厌食、呕吐、腹泻、头痛、发热、寒颤等，有的病例还可出现咽炎、结膜炎或呼吸道卡他症状，小孩还可出现腹痛。约有 80% 的病人有发热（37.5～38.5℃）症状，发热持续 5～8d，发热下降和黄疸出现相一致。肝区有压痛和轻度肿大，有 25% 的病例可触及脾脏。黄疸期是在发病前两周，黄疸逐渐发生或突然发生。多数病例黄疸持续数天到数周（平均为 4 周），通常胆红素水平和黄疸逐渐升高，持续一个短时间后，在几天内突然下降并开始恢复，胆红素水平的急剧下降是肝炎的自然转归。甲型肝炎不严重，一般均可恢复，还没有转为慢性的报告；更罕见发生肝衰竭者，也无演化成肝癌的危险。

25.2.2　戊型病毒性肝炎

戊型病毒性肝炎原称为"肠道传播的非甲非乙型肝炎"或"流行性非甲非乙型肝炎"，其流行病学特点及临床表现颇像甲型病毒性肝炎。

戊型病毒性肝炎有明显的流行季节性，多是发生在雨季及洪水之后。潜伏期通常为 15~75d（平均 36d），患者可分为临床型和亚临床型两类。临床型包括急性黄疸型、急性无黄疸型和暴发型，成人以临床型为主，儿童以亚临床型为主。其中黄疸型占 86.5%，黄疸约在 1 周消失。戊型病毒性肝炎呈自限性，一般不发展为慢性，多数病例可在 6 周内恢复。

25.3　传播途径

甲型肝炎病毒主要通过粪—口途径传播，也可通过肝炎病人的血液被感染。既可通过直接接触病人，也可通过食用被污染的食品或水，还可通过被污染的血液或血液制品传播，但不会通过唾液或尿液传播。亚症状或非黄疸型甲型病毒性肝炎病人（特别是儿童），是甲型病毒性肝炎传播的重要来源。

甲型病毒性肝炎患者在潜伏期和发病后几天内的粪便、血液均具有传染性。在多数情况下，甲型肝炎病毒从粪便中排泄起始于发病前 1~2 周，发病时达到高峰，转氨酶达到高峰前排毒即终止。在病人住院后一周，约有半数患者的粪便中存在病毒，有25%的病人在第二周为阳性，第三周则仅可偶尔发现，第四周后即检测不到病毒。

甲型肝炎病毒的传播，主要来源于粪便。病毒通过病人粪便大量排出，污染食品或水源，即可引起发病，通常是在接触后的3~6周突然发生暴发流行。传播甲型肝炎病毒的常见食品，包括冷切菜、三明治、水果和果汁、牛奶和奶制品、蔬菜、沙拉、贝类和冷饮等，其中尤以水、贝类食品和沙拉最为常见。由甲型肝炎病毒导致的疾病是与贝类相关的最严重的疾病之一，曾导致了多起千人以上的流行，这是因为贝类可以通过其体内的滤过性器官将水（即被粪便污染的水）中的病毒富集（富集浓度可高达100倍）在体内（主要存在于消化道内），人们又喜欢食用生的或半熟的贝类。在我国，因食用贝类引起的甲型病毒性肝炎流行屡有发生。除了贝类产品，容易引起甲型病毒性肝炎的蔬菜和水果，冲洗虽能减少病毒的数量，但不能彻底清除。常见的包括草莓、生菜、绿葱和洋葱等。灌溉用水也是蔬菜被污染的重要途径。

食品在种（养）殖、收获、加工、运输、贮存和消费过程的各个环节，都有可能污染甲型肝炎病毒。多数报告的食源性甲型肝炎病毒感染，都是由于食品在销售环节被携带病毒加工者的污染所致，如餐馆或公共食堂、聚餐等场所；一名病毒携带者，就可通过这种途径将病毒传播给数十人甚至数百人。

甲型肝炎病毒的传播环节主要是由人传染到人，中间没有宿主。病人或隐性感染者是传染源，通过粪便排出病毒后污染水源、食物、海产品、食具、手或其他物品，传染给他人，可造成散发性流行或大流行。甲型病毒性肝炎在潜伏期的后期和出现黄疸前两周为传染力高峰，出现黄疸后传染力逐渐下降。没有黄疸病人的传染力高峰，出现在血清中丙氨酸转氨酶浓度增高期。

也有部分灵长类动物（包括几种猴和类人猿）对甲型肝炎病毒敏感，并可因在接触这些被感染的动物后引起感染。

25.4　防治原则

预防甲型病毒性肝炎和戊型病毒性肝炎，需要特别注意的是搞好饮食卫生，保护水源，加强粪便管理。对预防戊型病毒性肝炎来讲，在雨季和洪水之后保护水源尤为重要。对食物要加热处理，尤其是贝类食物。

由甲型肝炎病毒和戊型肝炎病毒引起的急性肝炎，通常都能治愈，不会转为慢性肝炎或慢性肝炎病毒携带者。

甲型病毒性肝炎是目前唯一可通过疫苗接种方法预防的食源性疾病，在两岁以上的儿童和成年人中使用。免疫球蛋白可以提供短期（1~2个月）的保护，防止甲型肝炎病毒的感染。在接触甲型肝炎病毒的两周内注射免疫球蛋白，其预防甲型肝炎的有效性在85%以上；在潜伏期内使用，预防效果最好。

第三部分

食源性真菌毒素中毒症

　　◇ 在此部分中，共记述了 2 种属于食源性疾病（food-borne diseases）的真菌毒素（mycotoxin）中毒症（toxinosis），分别为黄曲霉毒素中毒症和镰孢菌毒素中毒症。相对来讲，这些是在引起食源性真菌毒素中毒症中比较常见的。分别记述了这些真菌毒素中毒症的病原特征、感染类型、传播途径、防治原则等 4 个方面的内容。

26 黄曲霉毒素中毒症

　　曲霉属（*Aspergillus*）是一类广泛分布于自然界、具有重要经济价值又被普遍应用的真菌（fungi）。曲霉属的某些种可以产生一些酶类，在食品发酵中具有广泛用途，还有多种曲霉菌（附图 27，源自 http：//image. haosou. com）被用于生产酶类制剂。

　　另外，是曲霉属的某些种是食品或动物饲料的重要污染真菌，可导致食品的腐败变质或动物饲料发生霉变。有的还能产生真菌毒素（mycotoxin），属于细胞外毒素（toxin），主要污染粮食及其制品、水果、蔬菜、啤酒、调味品以及动物饲料等。人在进食被毒素污染的食品或动物进食被毒素污染的饲料后，可发生急性或慢性中毒症（toxinosis）。其中最为常见和重要的，是由黄曲霉（*Aspergillus flavus*）、寄生曲霉（*Aspergillus parasiticus*）和少数集蜂曲霉（*Aspergillus nominus*）产生的黄曲霉毒素（aflatoxin，AFT），能引起人及多种动物发生食源性中毒症。在粮食中，以玉米和花生最易被黄曲霉污染并产生黄曲霉毒素。

26.1　病原特征

　　黄曲霉毒素首先发现于 1960 年，在英国发生了 10 万只火鸡死亡的事件，表现为肝脏出血及坏死、肾脏肿大。研究发现在火鸡饲料中的花生粉含有一种能够产生荧光的物质，这种物质是导致火鸡死亡的病因，同时证实这种物质是黄曲霉的代谢产物，所以将其命名为黄曲霉毒素。

黄曲霉的分布遍及全世界，在我国各地均有分布。寄生曲霉主要分布在美国夏威夷、阿根廷、巴西、荷兰、印度、日本、约旦、波兰、斯里兰卡、土耳其、乌干达等地，我国仅在广东、广西、湖北等地有检出。黄曲霉毒素的分布范围很广，凡是受到能产生黄曲霉毒素的霉菌（mold）污染的粮食、食品和动物饲料，都可能在不同程度上有黄曲霉毒素的存在。寄生曲霉的所有菌株，几乎都能产生黄曲霉毒素；但黄曲霉，并不是所有的菌株都能产生（产毒菌株在60%以上）。

黄曲霉毒素是生长在食物及动物饲料中的黄曲霉、寄生曲霉和少数集蜂曲霉，在生长代谢过程中产生的有毒、致癌的次生代谢产物为二氢呋喃香豆素（difuranocoumarin）的衍生物。温特曲霉（*Aspergillus wentii*）也能产生，但产量较低。黄曲霉毒素是一类结构相似的化合物，其基本结构为二呋喃环和香豆素，目前已明确的有 17 种，主要包括黄曲霉毒素 B_1、B_2 和黄曲霉毒素 G_1、G_2，以及黄曲霉毒素 M_1、M_2 等。其中的黄曲霉毒素 B_1、B_2，主要由黄曲霉、寄生曲霉、集蜂曲霉产生，黄曲霉毒素 G_1、G_2 主要由寄生曲霉产生。黄曲霉毒素 M_1、M_2，不是由黄曲霉等产毒真菌直接产生的，是黄曲霉毒素 B_1、B_2 进入体内后经羟基化衍生形成的代谢产物。黄曲霉毒素在水中的溶解范围为 10～20mg/L，可大量溶解于三氯甲烷、甲醇、二甲基亚砜等中等极性的有机溶剂中，不溶于己烷、石油醚和乙醇，容易被碱或强氧化剂破坏。在紫外光下，不同的黄曲霉毒素可产生不同的荧光。其中的黄曲霉毒素 B_1、B_2 为蓝紫色，黄曲霉毒素 G_1、G_2 为黄绿色，黄曲霉毒素 M_1 为蓝紫色，黄曲霉毒素 M_2 为紫色，这种特性是检测粮油中黄曲霉毒素的重要依据。

在天然污染的食品中，以黄曲霉毒素 B_1 最为多见。黄曲霉毒素 B_1 是二氢呋喃氧杂萘邻酮的衍生物，含有一个双呋喃环和一个氧杂萘邻酮（香豆素），前者为基本毒性结构、后者与致癌作用有关。黄曲霉毒素 B_1 的毒性及致癌作用极强，毒性比氰化钾还强；还具有耐热性，其被分解的温度在268℃左右，一般的烹调加工对其破坏很少。

我国的黄曲霉污染是长江以南地区比北方地区严重，被污染的粮食作物和食物主要是花生和花生油、玉米（附图28，源自 http://image. haosou. com），大米、小麦、面粉的污染较轻，豆类很少受到污染。在世界范围内，通常是以高温、高湿地区（热带和亚热带地区）食品的受污染程度比较严重，也是花生和玉米受污染较严重。

26.2　感染类型

黄曲霉毒素进入人体内主要经消化道吸收，大部分是分布于肝脏和肾脏，少部分在血液、肌肉、脂肪组织中，是一种强烈的肝脏毒素。在体内的代谢过程，主要为羟基化作用、去甲基作用和环氧化作用。具有很强的急性毒性，也有明显的慢性毒性和致癌作用。

26.2.1　急性毒性作用

黄曲霉毒素为剧毒物质，其毒性为氰化钾的10倍，对人及多种动物（鱼类、鸡、鸭、大鼠、豚鼠、兔、猫、狗、猪、牛、猴等）均有强烈的毒性，在国内外均有引起人发生急性中毒的报告。以黄曲霉毒素 B_1 的分布最为广泛、毒性最大、致癌作用最强。其毒性的大小，依次为黄曲霉毒素 B_1、M_1、G_1、B_2、G_2。当在短时间内摄入大量黄曲霉毒素后，可很快造成肝细胞变性、坏死、出血以及胆管增生，并可导致死亡。

26.2.2　慢性毒性作用

长期小剂量摄入黄曲霉毒素（尤其是 B_1）可造成肝脏慢性损伤，从实际意义出发，这种慢性损伤比急性中毒更为重要，并可导致死亡。动物主要表现生长障碍、肝脏出现亚急性或慢性损伤，其他症状有饲料利用率下降、体重减轻、生长发育迟缓、雌性不育或产仔减少等。

26.2.3　致癌作用

实验证明黄曲霉毒素的致癌作用极强，除很容易导致肝癌外，还可因给毒途径不同引起肾脏、胃、支气管、腺体、皮下组织发生癌肿。据亚洲、非洲一些国家和在我国一些地区对肝癌流行病学调查的结果，食物被黄曲霉毒素污染严重和从膳食中摄入量较高的地区，肝癌的发病率也较高。国际癌症研究结构（International Agency for Research on Cancer, IARC）在 1971 年，对黄曲霉毒素 B_1 进行了评价，并于 1988 年将其列为了 Ⅰ 类致癌物质。

26.2.4　其他毒性作用

实验证明，黄曲霉毒素还具有致畸和致突变的基因毒性作用。也可引起动物胆管上皮细胞增生及脾脏、肾脏、睾丸、大脑、神经系统发生病变，还具有抑制免疫功能的特性。另外，黄曲霉毒素对植物、微生物、两栖动物、鸟类、甲壳动物、软体动物、昆虫等，也都具有毒害作用。

26.3 传播途径

黄曲霉毒素的来源和传播途径，都是比较明确的。人类接触黄曲霉毒素的主要来源是被污染的食物，主要有两种通过膳食摄入的途径。其一是从受到黄曲霉毒素污染的植物性食物摄入，主要为黄曲霉毒素 B_1；其二是经饲料途径进入动物奶或奶制品（包括奶酪和奶粉等）的黄曲霉毒素，主要为黄曲霉毒素 M_1。

26.4 防治原则

预防黄曲霉毒素危害人类健康的主要措施，是防止食品被黄曲霉毒素污染，并尽量减少随食品摄入的可能性，在日常生活中加强对食品的防止霉变和去毒素工作。黄曲霉毒素常常是集中在少数颗粒中，通常这些带毒的颗粒比不带毒的颗粒轻，外表也较容易辨认，可用机械或人工方法淘除。可将食品贮藏温度控制在霉菌生长的适宜温度之下，以低温防霉。

在自然条件下不可能完全杜绝霉菌的污染，关键是要有效控制霉菌的生长和产毒。主要措施是对粮食的贮藏要保持干燥、通风、经常晾晒和风干、烘干或加吸湿剂、密封等，更不要将已受到污染的农产品与没有受到污染的农产品混放。不要用受到黄曲霉毒素污染的饲料喂养牲畜，如黄曲霉毒素 B_1 在奶牛体内可转化为具有致癌作用的黄曲霉毒素 M_1 而进入牛奶中，进而进入人体。

黄曲霉毒素耐高温，在一般烹调温度下难以消除，通过高温、高压处理的去毒效果较好。炒菜时放油入锅后先加盐，在 $180℃$ 加热 $2min$ 及在 $140℃$ 加热 $15min$，其去毒效果可达 95% 以上。

在粮食中的黄曲霉毒素，大部分集中于含脂肪较多的胚体和糠皮等部位，稻谷类经精碾磨后可去除 95% 的毒素。玉米磨粉，也有类似的效果。因毒素主要存在于米糠中，煮饭前用手将米反复搓洗，经水冲淘 $5\sim6$ 次至水清为止，毒素去除率可达 80% 以上。用氨或过氧化氢处理食品或动物饲料，是目前去除黄曲霉毒素的最有效方法。

27　镰孢菌毒素中毒症

镰孢菌属（*Fusarium*）是以产生镰刀形大分生孢子为特征的一类真菌（fungi），包括多个种（species），分布广泛。其中大部分是田间污染的植物病原霉菌（mold）类，并能产生毒素（toxin），也被称为"田间霉菌"。人在进食被毒素污染的食品或动物进食被毒素污染的饲料后，可发生相应的毒素中毒症（toxinosis）。

比较常见的能产生毒素的镰孢菌，主要包括禾谷镰孢菌（*Fusarium graminaerum*）、三线镰孢菌（*Fusarium tricinctum*）、木贼镰孢菌（*Fusarium equsiseti*）、雪腐镰孢菌（*Fusarium nivale*）、粉红镰孢菌（*Fusarium roseum*）、燕麦镰孢菌（*Fusarium avenaceum*）、串珠镰孢菌（*Fusarium moniliforme*）、尖孢镰孢菌（*Fusarium oxysporum*）、拟枝孢镰孢菌（*Fusarium sporotrichioides*）、茄病镰孢菌（*Fusarium solani*），还有黄色镰孢菌（*Fusarium culmorum*）、梨孢镰孢菌（*Fusarium poae*）等。

镰孢菌产生的毒素依菌种、基质不同而异，目前已发现的镰孢菌毒素有十几种，按其化学结构可分为单端孢霉烯族化合物（trichothecenes，TRICs）、玉米赤霉烯酮（zearalenone，ZEN）、丁烯酸内酯（butenolide）3 大类。其中，常可引起人及动物发生中毒的毒素，包括玉米赤霉烯酮、T-2毒素（T-2 toxin）、镰孢菌烯醇-X（fusarenon-X）、雪腐镰孢菌烯醇（nivalenol，NIV）、新茄病镰孢菌烯醇（neosolanol）和丁烯酸内酯等。

27.1 病原特征

镰孢菌（附图29、附图30，源自http：//image. haosou. com）广泛分布于自然界，尤其是在土壤中，从土壤中可分离到50多种。其中，有许多的种都是植物病原菌，可引起发生根腐、枯萎等植物病害。镰孢菌的适宜生长温度通常在20℃左右，有的在-10℃低温及低水分环境中仍可生长，因此，在北温带或寒带地区的农作物真菌污染以镰孢菌为主。在我国北方地区的玉米、小麦、大豆、油菜等均有不同程度地受到镰孢菌的污染，如收割前田间的玉米由禾谷镰孢菌引起的玉米穗腐烂病是比较常见的。

产生镰孢菌毒素并引起人畜发生中毒的镰孢菌，主要为禾谷镰孢菌。如从我国1起由赤霉病麦引起的食物中毒事件中，检出的镰孢菌主要为禾谷镰孢菌（占88.4%），其他为木贼镰孢菌（占8.1%）、尖孢镰孢菌（占2.3%）、黄色镰孢菌（占1.2%）。禾谷镰孢菌通常侵染大米、麦类、玉米，主要是引起小麦、大米和元麦的赤霉病，是小麦赤霉病（wheat scab）的主要病原菌（附图31，源自http：//image. haosou. com）。此菌在全国各地均有不同程度的分布，尤以在江苏、浙江、湖北、安徽、黑龙江等省份的分布最广，在小麦、玉米、土壤中都很常见。能够产生玉米赤霉烯酮、T-2毒素、雪腐镰孢菌烯醇、镰孢菌烯醇-X等毒素。在小麦、玉米等贮粮中，可生长繁殖，使粮食发热霉变并产生毒素。

镰孢菌毒素中的单端孢霉烯族化合物，是主要由禾谷镰孢菌、雪腐镰孢菌、三线镰孢菌、黄色镰孢菌、拟枝孢镰孢菌、梨孢镰孢菌、木贼镰孢菌等镰孢菌产生的，是引起人畜中毒最为常见的一类镰孢菌毒素。是一组化学结构相似的生物活性和有毒代谢产物，主要污染小麦、大麦、燕麦、玉米、黑小麦等谷物及其制品。由于镰孢菌为源自土壤的植物病原菌，所以这种毒素为谷物收获前在田间污染的一类真菌毒素（mycotoxin）。目前，从真菌培养物及一些谷物中已分离获得的单端孢霉烯族化合物有 148 种，均为四环倍半萜化合物，其中的 83 种为非大环化合物、65 种为大环化合物。根据这种毒素分子中功能团的不同，可将其分为 A、B、C、D 共 4 类；对热稳定，120℃不被破坏、180℃中度稳定、210℃持续 30 ~ 40min 才被分解。天然污染谷物的单端孢霉烯族化合物，主要有属于 A 类中的 T – 2 毒素和二醋酸藨草镰孢菌烯醇（diacetoxyscirpenol，DAS）、属于 B 类中的脱氧雪腐镰孢菌烯醇（deoxynivalenol，DON）及其衍生物和雪腐镰孢菌烯醇及其衍生物。T – 2 毒素是倍半萜烯（$C_{15}H_{24}$）类化合物，结晶为白色针状，在紫外光下不显荧光，在室温条件下相当稳定，加热 100 ~ 120℃作用 1h 毒性不减。雪腐镰孢菌烯醇结晶为无色针状，可溶于水和含水甲醇、含水乙醇或乙酸乙酯等极性溶剂，在乙酸乙酯中可长期保存，在酸性条件下不被破坏。

玉米赤霉烯酮发现于 1962 年，是从污染了镰孢菌的发霉玉米中首先分离到的，并证明了它是引起牲畜发生雌性化病症的病因。禾谷镰孢菌是玉米赤霉烯酮的主要产毒菌，粉红镰孢菌、黄色镰孢菌、尖孢镰孢菌、三线镰孢菌、木贼镰孢菌、串珠镰孢菌等也可产生。1966年，厄里（Urry）等确定了这种物质的化学结构，并将其命名为玉米赤霉烯酮。玉米赤霉烯酮又称为 F2 毒素，是一种雌激素类的真菌毒素，属于二羟基苯甲酸内酯类化合物。熔点为 164~165℃。纯化的玉米赤霉烯酮是一种白色的结晶，不溶于水、二硫化碳和四氯化碳，溶于碱性水溶液、乙醚、苯、三氯甲烷、二氯甲烷、乙酸乙酯、乙腈和乙醇，微溶于石油醚，在紫外线照射下呈蓝绿色。玉米赤霉烯酮有 15 种以上的衍生物，主要存在于霉变的玉米和玉米制品中，小麦、大麦、高粱、大米中也有一定程度的存在。

丁烯酸内酯是由三线镰孢菌、雪腐镰孢菌、拟枝孢镰孢菌、梨孢镰孢菌产生的。其结晶为棒形，熔点在 113~118℃，易溶于水，微溶于二氯甲烷和三氯甲烷，在碱性水溶液中极易被分解。

在单端孢霉烯族化合物中，我国粮食和动物饲料中，常见的是脱氧雪腐镰孢菌烯醇，主要存在于麦类赤霉病的麦粒中，玉米、稻谷、蚕豆等作物也能感染赤霉病而含有脱氧雪腐镰孢菌烯醇。赤霉病的病原菌是玉蜀黍赤霉菌（*Gibberella zeae*），其无性阶段是禾谷镰孢菌。脱氧雪腐镰孢菌烯醇易溶于水、热稳定性高，烘焙温度 210℃、油煎温度 140℃或煮沸，只能破坏 50%。

梨孢镰孢菌主要分布在麦类、小麦和玉米，亦可从少数饲料中检出。主要产生梨孢镰孢菌毒素、T-2 毒素、新茄病镰孢菌烯醇、乙酰 T-2 毒素、单端孢霉烯族化合物等有毒物质。

27.2　感染类型

镰孢菌所产生的多种毒素，主要的毒性作用为细胞毒性、免疫抑制和致畸作用，有的也可能具有弱致癌作用。以单端孢霉烯族化合物的表现突出，其中，A类单端孢霉烯族化合物的毒性比B类强，毒性最小的是属于B类中的脱氧雪腐镰孢菌烯醇。

27.2.1　T-2毒素的毒性作用

属于A类单端孢霉烯族化合物中的T-2毒素，引起人类的中毒可追溯到第二次世界大战的后期。那时前苏联西伯利亚一些地区在战后闹饥荒，居民将残留在雪地里的霉变小麦捡来食用，导致了食物中毒性白细胞缺乏病（alimentary toxin aleukis，ATA），造成数以万计的人死亡，在当时未能明确病因。后来在引起中毒的小麦中分离出拟枝孢镰孢菌，产毒试验显示此菌能够产生T-2毒素。T-2毒素还能引起凝血时间延长和内脏器官出血，可导致暂时性心率过速、呼吸减慢等。在我国的某些地区，T-2毒素可能与克山病和大骨节病的发生有关。

T-2毒素对动物的急性毒性，表现为拒食、恶心、呕吐、腹泻、便血、倦怠、萎靡不振、惊厥、昏迷等症状和体征，最具特征性的体征是白细胞、淋巴细胞和血小板减少，外周血液的凝血因子活性降低，骨髓中未成熟粒细胞减少，脾红髓中成红细胞减少，胸腺皮质和脾滤泡的淋巴细胞减少。解剖可见动物黏膜广泛出血、充血和坏死，肝脏、肾脏、脑等多组织充血。

短期的动物喂养试验结果显示，免疫毒性和血液毒性是T-2毒素的主要毒性作用。免疫系统是T-2毒素的靶器官，最常见的是引起动物造血器官的功能抑制和单核细胞、未成熟粒细胞、红细胞系祖细胞及淋巴细胞的凋亡。T-2毒素还可引起迟发型过敏反应、抑制抗体形成、同种移植排斥、降低对某些病原细菌等微生物的抵抗力等。

27.2.2　二醋酸藨草镰孢菌烯醇的毒性作用

属于A类单端孢霉烯族化合物中的二醋酸藨草镰孢菌烯醇，与T-2毒素的毒性作用有相似之处，如损害动物骨髓等造血器官，白细胞持续减少，心肌退变出血等。还可引起脑与中枢神经细胞变性，淋巴结、睾丸及胸腺受损害等。

27.2.3　脱氧雪腐镰孢菌烯醇的毒性作用

属于B类单端孢霉烯族化合物中的脱氧雪腐镰孢菌烯醇，尽管在所有的单端孢霉烯族化合物中是毒性最小的，但其致动物呕吐和厌食的潜力，与其他单端孢霉烯族化合物相当或更强，也因此被称为致吐毒素（vomitoxin）。人在误食了被脱氧雪腐镰孢菌烯醇污染的谷物制成的食品后，会很快出现呕吐、腹泻、头痛、头昏等以消化系统和神经系统为主要症状的中毒症，有些病人还有乏力、全身不适、颜面潮红、步态不稳等似酒醉样症状。因此，在民间也将由脱氧雪腐镰孢菌烯醇引起的中毒症称为醉谷病。迄今，世界上报告的人类脱氧雪腐镰孢菌烯醇中毒，主要是发生在我国和印度。在我国已有多起事件发生，特别是在1991年的春夏之交，我国部分地区遭受特大洪涝灾害，尤以安徽、江苏、河南等地为重。受灾地区正值小麦收获季节，暴雨造成小麦的收割、脱粒等操作无法正常进行，导致大量小麦发霉，灾区农民因食用霉变小麦而发生急性中毒，仅安徽省就有 13 万多人，严重危害了人类健康和生命安全。

动物试验表明，脱氧雪腐镰孢菌烯醇具有胚胎毒性和致畸作用。流行病学资料表明，在食管癌高发地区，居民粮食中的脱氧雪腐镰孢菌烯醇污染严重，脱氧雪腐镰孢菌烯醇的浓度与食管癌的发生呈正相关，提示脱氧雪腐镰孢菌烯醇可能是一种致癌物质。

动物发生脱氧雪腐镰孢菌烯醇中毒后的主要表现为站立不稳、反应迟钝、竖毛、食欲下降、呕吐等，严重的可造成死亡。

另外是雪腐镰孢菌烯醇和镰孢菌烯醇 – X，可引起人的恶心、呕吐、疲倦、头痛。

27.2.4　其他镰孢菌毒素的毒性作用

玉米赤霉烯酮可直接通过污染的谷物进入人体内，亦可通过被污染的肉类、奶等动物性食品进入。玉米赤霉烯酮引起人中毒的症状主要为出现无力、头痛、头晕、呕吐、腹泻及中枢神经系统紊乱等症状。还可引起幼女性早熟、乳房过早发育等。玉米赤霉烯酮在体内有一定的残留和蓄积，通常代谢出体外的时间为半年之久，造成的损失大、时间长。另外，有试验表明，玉米赤霉烯酮具有细胞毒性作用和致癌潜力。

丁烯酸内酯主要表现为血液毒素，在自然界中仅发现在牧草中存在，给牛饲喂带毒的牧草后会导致牛烂蹄病。

由梨孢镰孢菌产生梨孢镰孢菌毒素，可引起人的食物中毒以及动物饲料中毒症，也是构成消化道（食管、胃）恶性肿瘤的病因。

27.3 传播途径

镰孢菌在28℃下生长繁殖最快，但在5℃下产毒素的量最多，所以在低温贮藏过冬的玉米、麦类、小米、高粱等粮食，常含有大量的单端孢霉烯族化合物毒素。有多种镰孢菌可产生单端孢霉烯族化合物，产毒素的条件比较复杂，所以在食品中出现的机会较多。因其具有很强的急性毒性作用，所以在食品卫生学上具有重要的意义。

镰孢菌毒素的来源和传播途径，都是比较明确的。人类接触镰孢菌毒素的主要来源是被污染的食物。在欧美各国的谷物和动物饲料中，均有单端孢霉烯族化合物不同程度的污染。在我国，对小麦、大麦、玉米等粮食污染比较普遍的主要是脱氧雪腐镰孢菌烯醇。

27.4 防治原则

预防霉菌及其毒素对食品的污染，根本的措施是防霉，去毒仅是污染后为防止人类受危害的补救方法。

镰孢菌的各产毒菌株，均能在农作物及农产品中产生单端孢霉烯族化合物。在农作物收获前，建立和维持轮作制度，尽量预防由镰孢菌引起的真菌病害，如根腐病、枯萎病、赤霉病等。在收获期，新收获的玉米等谷物，要将破损粒挑除，尽快干燥，储存在干燥、通风良好的地方，尽可能降低粮仓温度，使用安全有效的熏蒸剂和杀真菌剂除霉。单端孢霉烯族化合物的性质稳定，加热不容易被破坏，可在碱性条件下用次氯酸钠使其失去毒性。

　　对玉米赤霉烯酮的预防，还要特别注意控制饲料的质量。通常玉米赤霉烯酮中毒的直接原因是饲料中有霉变的特别是有由赤霉菌（*Gibberella*）污染的玉米、小麦、大豆等。不能使用发霉的饲料，注意使用防霉剂防止霉变。

第四部分

食源性寄生虫感染病

　　◇ 在此部分中，共记述了9种食源性寄生虫（parasite）感染病（infectious diseases）。其中，2种是由原虫（protozoon）类寄生虫引起的，7种是由蠕虫（worm）类寄生虫引起的。相对来讲，这些食源性寄生虫感染病都是比较常见的。分别记述了这些寄生虫感染病的病原特征、感染类型、传播途径、防治原则等4个方面的内容。

28 肝吸虫病

肝吸虫病也称为华支睾吸虫病（clonorchiasis sinensis），是指由华支睾吸虫（*Clonorchis sinensis*）引起的蠕虫（worm）类寄生虫（parasite）感染病（infectious diseases），是人类及多种动物（家畜及野生动物）均可被感染的一种寄生虫病（parasitosis）。属于人兽共患病（zoonoses）的范畴，也是一种由水产品传播给人及动物的重要食源性人兽共患寄生虫病。

华支睾吸虫是中华分支睾吸虫的简称，也称为肝吸虫（live fluke）。属于食源性寄生虫的范畴，也是在引起食源性疾病（foodborne diseases）中比较常见的寄生虫。华支睾吸虫的成虫寄生于人的肝脏胆管内，引起华支睾吸虫病（肝吸虫病）。主要分布在东亚和东南亚地区，如中国、朝鲜、韩国、越南、菲律宾等国家。在我国，除青海、甘肃、宁夏回族自治区、内蒙古自治区、新疆维吾尔自治区、西藏自治区外，其他省份均有此病的流行或病例。

28.1 病原特征

华支睾吸虫首次发现于 1874 年，是由麦康奈尔（McConnel) 在印度加尔各答（Kolkata）一华侨的肝胆管内发现的。随后在日本、美国、澳大利亚、波兰、德国、埃及等地，陆续有由此虫引起人感染发病的报告。我国于1908年在广东省潮州发现了华支睾吸虫病的病人后，又陆续在汉口、北京、沈阳、香港、广西和上海等地发现。1975年在湖北省江陵县，先后在出土的西汉古尸和战国时期楚墓古尸中发现有华支睾吸虫的虫卵，从而证明华支睾吸虫病在我国流行至少已有2 300年以上的历史。

华支睾吸虫为雌雄同体的厌氧性吸虫，在发育过程中可分为成虫、虫卵、毛蚴、胞蚴、雷蚴、尾蚴、囊蚴阶段。第一中间宿主是淡水螺，第二中间宿主是某些淡水鱼和淡水虾类，终末宿主是人及猫、犬等哺乳动物。其生活史是成虫寄生于人及犬、猫等哺乳动物的肝胆管内，成虫产卵并随胆汁进入肠道，再随粪便排出。虫卵如果落入水中被第一中间宿主淡水螺吞食后，在螺体消化道内约经1h孵化出毛蚴。毛蚴进入螺的淋巴系统及肝脏，发育为胞蚴、雷蚴和尾蚴。在最适宜的水温（25℃）下，从虫卵被螺吞食至尾蚴从螺体逸出，约需30～40d。尾蚴脱离螺体后游于水中，当遇到适宜的第二中间宿主后即钻入其体内，经20～35d发育为囊蚴。

终末宿主食入含活体囊蚴的淡水鱼、虾或生饮含有囊蚴的水，囊蚴被吞食后在消化液的作用下，囊内的幼虫在十二指肠内脱囊而出并发育为童虫，童虫沿着胆汁流动的方向逆行至肝胆管后，经一定的时间（人约为30d，猫及犬约为20～30d）发育为成虫并开始产卵。有实验证明，有的童虫也可通过血管或穿过肠壁经腹腔到达肝胆管内发育为成虫。在适宜的条件下，华支睾吸虫完成全部生活史约需3个月。成虫在猫的体内可存活12年3个月、在犬的体内为3年6个月，在人体内的寿命为 20～30 年。

华支睾吸虫的成虫形态似葵花籽状，背腹扁平，柔软，半透明，前端稍尖、后端钝圆。活体橙红色、死亡的呈灰白色，体长 10～25mm、体宽 3～5mm（附图 32、附图 33，源自 http://image.haosou.com）。虫卵的形状似芝麻粒，呈淡黄褐色，平均大小为 29μm×17μm，其一端较窄且有盖，在盖周围的卵壳增厚形成肩峰状；卵的另一端，有 1 个小结节样疣状突起。卵随胆汁入消化道后，随粪便排出体外时在卵内已含 1 个成熟的毛蚴。囊蚴呈圆形或椭圆形，大小为（121～150）μm×（85～140）μm，有两层囊壁，有一个蚴虫纡曲在囊内。

28.2 感染类型

华支睾吸虫的成虫主要是寄生于终末宿主肝脏内二级以上分支的胆管中，在严重感染者的胆囊、胆总管甚至胰腺管内也有寄生。人的华支睾吸虫病的潜伏期约 1～2 个月，起病通常较缓慢。轻度感染患者，常常是不出现临床症状或缺乏明显临床症状。华支睾吸虫病的发生与流行无性别、年龄和种族之分，人群普遍易感。

28.2.1 急性华支睾吸虫病

在出现华支睾吸虫的重度感染时，在急性期主要表现为过敏反应和消化道有不适的感觉，包括发热、胃痛、腹胀、食欲不振、四肢无力、肝区疼痛等，类似于急性胆囊炎。还可伴有黄疸、肝脏肿大及血清转氨酶升高伴嗜酸性粒细胞显著增高等。但大部分患者在急性期的症状都不是很明显。急性患者若未能得到及时治疗以及反复感染患者，均可演变为慢性华支睾吸虫病。

28.2.2　慢性华支睾吸虫病

在临床上见到的病例多为慢性期患者，其症状往往是经过几年的时间才逐渐出现，一般是以消化系统的症状为主，表现为疲乏、上腹部不适、食欲不振、厌油腻、消化不良、腹痛、腹泻、肝区隐痛、头晕等。儿童和青少年被感染后，临床表现往往较重，死亡率也较高，除消化道症状外，常有营养不良、贫血、低蛋白血症、浮肿、肝脏肿大和发育障碍，以致在晚期可造成肝硬化、腹水甚至死亡，也有极少数患者甚至可致侏儒症。慢性感染患者，还常合并发生胆囊炎、胆管炎、胆色素性胆石症等并发症。此外，华支睾吸虫感染还可诱发胰腺炎和糖尿病，也与原发性肝癌存在密切关系。

28.3　传播途径

华支睾吸虫在人类及动物的感染，是由于生食或半生食含有华支睾吸虫囊蚴的淡水鱼、虾类所引起。病人及带虫者和保虫宿主（猫、犬、猪等多种家畜和野生哺乳动物）等传染源，通过含有虫卵的粪便污染水源后，使第一中间宿主和第二中间宿主相继受到感染。在国内已有报告的自然感染华支睾吸虫的储存宿主有33种，其中，最为重要的有猫、犬、鼠类和猪等。其中尤以猫、犬的感染率普遍高，感染程度也严重，在传播中起重要作用；猪的感染虽不如猫、犬那样严重，但在流行病学上也是不可忽视的。

若在当地的河、沟、塘、水田等有适合华支睾吸虫寄生的淡水螺、鱼（虾）共居，又有带华支睾吸虫虫卵的粪便污染水（尤其是用人的粪便养鱼），鱼（虾）即可受到感染后带有囊蚴。人被感染主要是由于进食此种生的或半熟的鱼（虾）所致，如吃生鱼片、生鱼片粥、新晒干鱼、新腌鱼、未烤熟或未烧熟的鱼等。

华支睾吸虫的囊蚴在鱼体内的数量有一定的季节性特征，通常是在夏秋季节较多。囊蚴可分布在鱼体的肌肉、皮、头部、鳃、鳍及鳞等各个部位，通常以在肌肉中最多（尤其是在鱼体的体中背部和尾部较多），其次是皮、鳞和鳍。一般的淡水鱼、虾，均可作为华支睾吸虫的第二中间宿主。在我国目前已被证实的淡水鱼宿主，至少有90多种，其中，主要是鲤科的淡水鱼（有69种）。除淡水鱼以外，有多种淡水虾都有囊蚴的寄生。甚至在某些特定的条件下，尾蚴在螺体内也可发育为囊蚴。在我国作为第一中间宿主的淡水螺至少有8种，主要为豆螺。

华支睾吸虫病是具有自然疫源性的人兽共患病，其流行是与感染源的多少，河流、池塘的分布，粪便污染水源的情况，第一和第二中间宿主的分布与养殖，当地居民的饮食习惯，以及猫、犬及猪的饲养管理方式等诸多因素，有着密切的关系。华支睾吸虫病流行的关键因素，是当地人群是否有生吃或半生吃鱼肉的习惯，也构成了此病呈地方性流行的特征。

28.4 防治原则

华支睾吸虫病作为重要的人兽共患寄生虫病，具有广泛的流行区域、多种保虫宿主和自然疫源地。有效预防需要针对各个环节，采取综合性的防治方法。

要特别注意不吃生的或不熟的鱼、虾等水产品，分开使用切生、熟食物的刀具和砧板及器具。加强对从事饮食业工作人员的管理，不出售未经煮熟的鱼肉食品。不要在鱼塘边建猪舍或厕所，并注意合理处理粪便，避免未经无害化处理的人的粪便进入鱼塘。消毒鱼塘、清理塘泥、消灭螺类，也是预防华支睾吸虫病的有效措施。

注意管理好猫、犬、猪等保虫宿主，以尽量减少华支睾吸虫病的传播机会。不要用生鱼喂猫、犬、猪等家畜。鱼鳞和内脏也不要随地丢弃，以防其他动物吞食。

对患者要积极进行治疗，包括使用抗华支睾吸虫药物治疗及对症治疗，一般患者经治疗预后良好。目前，治疗肝吸虫病的首选药物是吡喹酮（praziquantel），丙硫咪唑即阿苯达唑（albendazole）也有一定的疗效。

29　肺吸虫病

肺吸虫病（pulmonary distomiasis）也称为并殖吸虫病（paragonimiasis），主要是指由卫氏并殖吸虫（*Paragonimus westermani*）引起的蠕虫（worm）类寄生虫（parasite）感染病（infectious diseases），是人类及多种动物（家畜及野生动物）均可被感染的寄生虫病（parasitosis），属于人兽共患病（zoonoses）的范畴。

肺吸虫病是一种分布广泛，严重危害人类健康的寄生虫病。其特征是以肺部病变为主（成虫寄生于肺组织内），累及全身多种组织器官，临床表现复杂多样，也是在食源性疾病（foodborne diseases）中比较常见的寄生虫病。此病的发生与流行无性别、年龄和种族之分，人群普遍易感，尤以在儿童和青少年多见。在我国，目前，除了西藏自治区、新疆维吾尔自治区、内蒙古自治区、青海省、宁夏回族自治区等地以外，其他省份均有此虫存在的报告。

29.1　病原特征

卫氏并殖吸虫是最早被发现的并殖吸虫，也称为肺吸虫（lung fluke）。是由韦斯特曼（Westerman）于1877年，在印度产的虎的肺部中首先发现的。1879 年，林格（Ringer）在我国台湾从一具葡萄牙人尸体的肺部检出了形态相似的吸虫，此为人体肺吸虫的首次发现。林格将此虫转给了曼森（Manson）进行鉴定，曼森又于 1880 年在一名长期居于我国台湾的厦门籍病人的痰液内检出了此虫的虫卵。贝尔茨（Baelz）于 1880 年报告，在日本发现了人体肺吸虫。布朗（Braun）在 1889 年建立了并殖吸虫属，并将这种肺吸虫命名为卫氏并殖吸虫，以纪念韦斯特曼的贡献（现在一直沿用的习惯译音"卫氏"即指"韦斯特曼"）。卫氏并殖吸虫的分布广泛（主要是在远东地区），在日本、朝鲜、俄罗斯、菲律宾、马来西亚、印度、泰国以及非洲和南美洲等均有存在。

在我国，应元岳等于 1930 年在浙江绍兴发现了肺吸虫病患者；1940 年，陈心陶和唐仲璋在广州、福建分别报告了人、兽的肺吸虫感染。目前在全世界已知的并殖吸虫有近 50 种，我国报告的有 30 余种。在我国能引起致病的可大致分为两种类型：一是以卫氏并殖吸虫为代表的人兽共患型，在人体肺脏内可发育为成虫，引起人的肺型并殖吸虫病；二是以斯氏狸殖吸虫（*Pagumogonimus skrjabini*）即四川并殖吸虫（*Paragonimus szechuanensis*）为代表的兽主人次型，在人体内不能发育为成虫，主要是引起幼虫移行症（larva migrans），也称为肺外型并殖吸虫病（extraulmonary type paragonimiasis）。

卫氏并殖吸虫的成虫雌雄同体，在发育过程中可分为成虫、虫卵、毛蚴、胞蚴、母雷蚴、子雷蚴、尾蚴、囊蚴、后尾蚴、童虫等阶段。第一中间宿主是川卷螺等淡水螺类，第二中间宿主是某些淡水蟹和蝲蛄等甲壳类，终末宿主是人及猫、犬等哺乳动物。其生活史是成虫常寄生在肺组织所形成的囊内，产出的虫卵经虫囊与小支气管相连的通道进入支气管和气管，随痰液排出、或进入口腔再吞咽后经肠道随粪便排出。虫卵如果落入水中，在适宜的温度下经 2～3 周孵化出毛蚴。毛蚴遇到第一中间宿主淡水螺即侵入其体内，发育为胞蚴、母雷蚴、子雷蚴及短尾的尾蚴。成熟的尾蚴离开螺体在水中游动，遇到第二中间宿主甲壳类即侵入其体内变为囊蚴。

终末宿主吃了含有囊蚴的生的或半生的蟹、蝲蛄或生饮含有囊蚴的水，囊蚴在小肠中经消化液的作用破囊，逸出的后尾蚴钻穿肠壁发育为童虫；童虫穿过肠壁进入腹腔，多数童虫在腹壁内经数日发育后再回到腹腔中，在脏器间移行窜扰后穿过膈肌进入胸腔。感染后 5～23d 穿过肺膜进入肺脏，经 2～3 个月的发育达到性成熟。成虫在宿主体内一般可存活 5～6 年，少数可长达 20 年。成虫可以固定在某些器官，也可以游走。虫卵存在于虫体穿行的通路上或囊肿间的隧道内，也可随血流到达疏松的结缔组织内引起炎症反应，形成假结核结节和纤维化。

卫氏并殖吸虫除寄生于肺脏中，还可寄生于皮下、肝脏、脑、脊髓、眼眶、睾丸、淋巴结、淋巴间隙、心包、肌肉等处，引起异位寄生（ectopic parasitism），这与童虫或成虫具有游走窜扰的习性有关。异位寄生时，虫体成熟的时间需要更长，或有些虫体不能发育至成熟产卵的阶段。

卫氏并殖吸虫的新鲜活虫体呈深红色（死亡的呈灰白色），肥厚、半透明、背侧稍隆起，腹面扁平，大小为（7.5～16）mm×（4～8）mm，厚度在（3.5～5.0）mm，很像半粒红豆，伸缩运动极强，体形多变（附图34，源自

http：//image. haosou. com）。虫卵呈金黄色，椭圆形，大小为（80～118）μm×（48～60）μm，卵盖宽大，卵壳较厚，卵内含有1个卵细胞及10余个卵黄细胞，从虫体排出时的卵细胞还尚未分裂（附图35，源自http：//image. haosou. com）。囊蚴呈球形，直径约在300～400μm，乳白色，有两层囊壁。囊内的后尾蚴呈卷曲状存在，充满内腔，在蚴体中部有一个大的长椭圆形的排泄囊，在其两侧的肠管作螺旋状弯曲。

29.2 感染类型

卫氏并殖吸虫主要是在肺脏寄居并成熟产卵，在体内移行、窜扰、寄居引起以肺部病变为主的全身性感染病，临床以咳嗽、咯血为主要表现特征。由于卫氏并殖吸虫的童虫和成虫都具有游走性，可侵入机体各系统器官，以致临床表现也随虫体侵犯的范围和对组织损伤的程度表现复杂多样。

由于卫氏并殖吸虫感染的潜伏期长短不一，短的2d甚至数小时、长的可达1～2年，所以发病缺乏明显的季节性。卫氏并殖吸虫病是一种全身性疾病，常常是累及全身多个器官，所以表现临床症状复杂多样。根据病情及病变部位，可将此病分为急性并殖吸虫病和慢性并殖吸虫病两种类型。已被感染过的人，对再感染无明显的获得性免疫力。

29.2.1 急性并殖吸虫病

此类型较为少见，通常表现潜伏期短，在食入囊蚴后的数天至1个月左右发病，重感染患者在数小时即可出现症状。轻者一般表现为食欲不振、乏力、消瘦、低热等症状；

重者发病急，毒血症状明显，高热伴有胸痛、胸闷、咳嗽、气急或腹痛、腹泻、肝脏大、腹水等症状。

29.2.2 慢性并殖吸虫病

此类型比较常见，系因童虫进入肺脏后发育或虫体在组织器官间不断游走窜扰所引起。在临床上可按受损害的器官，将其分为：①胸肺型：是最为常见的，以咳嗽、胸痛、咯血痰为主，铁锈色或棕褐色（烂桃样）血痰为典型特征。在血痰中有大量虫卵。当成虫游走于胸腔时，可出现胸痛、气急等症状。②腹型：以腹痛、腹泻为主，有时也出现恶心、呕吐。重者可伴有肝脏、脾脏肿大。③肝型：主要表现为肝脏肿大、肝痛、肝功能紊乱、转氨酶升高、白蛋白与球蛋白比例倒置等肝脏受损的表现。④皮下结节或包块型：以皮下结节或包块为主要表现，多发于腹壁、胸背、头颈等部位。皮下结节或包块游走或不游走，有时在结节或包块内可检出成虫和虫卵。⑤脑脊髓型：多见于严重感染患者，成虫寄生于脑内时可出现癫痫、瘫痪、麻木、失语、头痛、呕吐、视力减退等。成虫侵入脊髓时可产生下肢感觉减退、瘫痪、腰痛、坐骨神经痛等。还常伴有胸肺型的表现，以青少年为多见。⑥亚临床型：在流行区域有些患者，无明显症状，可能是轻度感染者，也可能是感染的早期或虫体已被消除的康复者。⑦其他型：如睾丸炎、淋巴结肿大、心包积液等皆可发生，但均是少见的。

另外，斯氏狸殖吸虫（四川并殖吸虫）是在我国独有报告的虫种，其动物保虫宿主众多，人若被感染则可引起以幼虫移行症为特点的并殖吸虫病。猫科、犬科、灵猫科的家养和野生动物等为终末宿主，第一中间宿主为圆口螺科的小型和微型螺类，第二中间宿主为溪蟹和石蟹等，转续宿主（paratenic host）有大鼠、小鼠、豚鼠、蛙、鸡、鸟类等。成虫通常寄生于肺部，但人属于非适宜宿主，在人体内的斯氏狸殖吸虫（四川并殖吸虫）多是停留于童虫阶段。这种童虫在人体内，可在全身组织器官窜扰引起皮肤或内脏的幼虫移行症，同时伴有发热、乏力、食欲下降和嗜酸性粒细胞增多症。皮肤的幼虫移行症，主要表现为游走性皮下结节或包块，以在腹部、胸部、腰背部比较多见。内脏的幼虫移行症，则因幼虫移行侵犯的脏器部位出现相应的损害与多样的表现。在我国，很多省份都有此病的报告。其传染源、传播途径等与由卫氏并殖吸虫引起的基本一致，也具有自然疫源性特点。

29.3 传播途径

人及动物感染卫氏并殖吸虫，是由于生食或半生食含有卫氏并殖吸虫囊蚴的淡水蟹与蝲蛄或转续宿主所致。保虫宿主、第一中间宿主和第二中间宿主的分布，决定了并殖吸虫病具有地方流行性和自然疫源性的特点。能够排出卫氏并殖吸虫卵的病人和动物，是此病的传染源。其保虫宿主包括犬、猫、羊、猪、牛等家畜，以及豹、虎、狐狸、狼、豹猫、大灵猫、貉、果子狸等野生动物。

卫氏并殖吸虫排出的虫卵经在第一中间宿主和第二中间宿主体内发育与繁殖，最终在第二中间宿主体内形成大量的囊蚴，囊蚴对人和多种肉食类哺乳动物均具有感染性。在我国已证实卫氏并殖吸虫的第一中间宿主为生活在淡水中的多种川卷螺类，第二中间宿主为多种甲壳类，淡水虾也可作为中间宿主。这些第一中间宿主和第二中间宿主，共同栖息于山区和丘陵的小河、溪流中。

囊蚴在宿主体内的分布，以肌肉中多见。生食或半生食含有卫氏并殖吸虫囊蚴的溪蟹与蝲蛄，是人感染卫氏并殖吸虫的主要方式。在一些山区，吃溪蟹有生、腌、醉、烤、煮等方式，其中，腌和醉不能将蟹中囊蚴杀死（等于生吃），烤与煮往往因时间不够不能将囊蚴全部杀死，视为半生吃。在我国东北地区，群众喜食蝲蛄豆腐或蝲蛄酱，这也是生吃或半生吃的一种方式。另外是误食囊蚴，即在加工蝲蛄、蟹制品时，活的囊蚴污染了炊具、食具、手、食物、饮水等，被人误食。

生食或半生食带有童虫的转续宿主的肉，可被感染。此外是中间宿主死亡后，囊蚴脱落于水中污染水源，也有可能导致感染；有实验表明尾蚴感染犬也可获得成虫，所以饮用被囊蚴或尾蚴污染的生水也有被感染的可能。

29.4 防治原则

预防和控制卫氏并殖吸虫病，关键是预防。不要吃生的或半生的蟹和蝲蛄，不饮用疫区的生水。改进蟹与蝲蛄等的烹调方法，注意分开使用切生食物和熟食物的刀具、砧板及器具。不要吃生的或半生的野猪、猪、大鼠、鸡、蛙、鸟类等动物的肉与肉制品。不要用生的蟹与蝲蛄喂养动物，以防止动物感染。

加强对从事饮食业工作人员的管理，不出售未经煮熟的蟹与蝲蛄及其制品。加强粪便和水源管理，搞好环境卫生和个人卫生，防止粪便中的虫卵污染水源。也可在溪水中放养家鸭和繁殖鲶鱼，吃食螺类，以减少第一中间宿主的孳生。

　　要积极治疗病人和病畜，减少传染源。包括使用抗并殖吸虫药物治疗及对症治疗，一般患者经治疗预后良好；但脑脊髓型的患者通常预后较差，可致残甚至治疗无效。目前，用于治疗并殖吸虫病的药物，主要有吡喹酮（praziquantel）、丙硫咪唑即阿苯达唑（albendazole）、硫双二氯酚即别丁（bithionol）等。

30　姜片吸虫病

姜片吸虫病（fasciolopsiasis）属于肠道寄生虫病（parasitosis），是指由布氏姜片吸虫（*Fasciolopsis buski*）引起的蠕虫（worm）类寄生虫（parasite）感染病（infectious diseases），是人及家猪和野猪等动物均可被感染的一种寄生虫病，属于人兽共患病（zoonoses）的范畴。

布氏姜片吸虫的成虫寄生于人的小肠上段，引起姜片吸虫病，也是一种由水生植物传播给人及动物的重要食源性人兽共患寄生虫病。此病的发生与流行无性别、年龄和种族之分，人群普遍易感。主要分布在亚洲的温带及亚热带地区，特别是在养猪并有食用水生植物习惯的地区。主要是流行于亚洲东部和东南亚国家，如越南、泰国、老挝、印度尼西亚、马来西亚、孟加拉、印度、菲律宾、朝鲜、日本、中国。在我国，主要分布于河南、广东、广西壮族自治区、湖南、四川、云南、贵州、江苏、浙江、福建、江西、安徽、上海、山东、河北、陕西、甘肃、辽宁、台湾等地。

30.1　病原特征

布氏姜片吸虫（*Fasciolopsis buski*）简称姜片虫，是寄生在人肠道内的一种最大的吸虫，也是寄生在人体内最大的吸虫。属于食源性寄生虫的范畴，也是在一定区域引起食源性疾病（foodborne diseases）比较常见的寄生虫。我国在 1 600多年前，对布氏姜片吸虫这种寄生虫就已有记载。1960 年，在广州检查的两具于 1513 年埋葬的明代干尸的粪便中，发现了姜片吸虫的虫卵，表明我国大约在 500 多年前就已有此病的病例。

布氏姜片吸虫是雌雄同体，其中间宿主是扁卷螺类（包括大脐圆扁螺、尖口圆扁螺等），终末宿主是人、家猪和野猪。发育过程分为成虫、虫卵、毛蚴、胞蚴、雷蚴、尾蚴、囊蚴和后尾蚴（已脱去尾部的虫体）阶段。其生活史是成虫寄生在终末宿主的小肠上段（十二指肠及空肠），虫卵随粪便排出，在适宜温度（26～32℃）的自然水中，经 3～7 周发育成熟后孵化出毛蚴。毛蚴遇到扁卷螺则主动侵入螺体，在螺体内经 1～2 个月的时间完成胞蚴、母雷蚴、子雷蚴和尾蚴阶段的发育繁殖。成熟的尾蚴从螺体内逸出，附着在水生植物（菱角、荸荠、茭白、水浮莲、浮萍等）或其他物体表面，分泌出成囊物质包裹其体部后脱去尾部形成囊蚴；另外，尾蚴亦可不附着在媒介植物或其他物体上，在水面结囊。囊蚴被终末宿主吞食后，在消化液和胆汁的作用下，后尾蚴脱囊而出，吸附于小肠黏膜（称为童虫），经 1～3 个月的时间发育为成虫，成虫寄生在终末宿主小肠上段并产卵。此外是严重患者，成虫亦可扩展到胃和大肠。

布氏姜片吸虫的肉红色，虫体肥厚，长圆形，背腹扁平，前窄后宽，因似姜片得名。活虫蠕动甚著，长 20～75mm、宽 8～20mm、厚 0.5～3mm，体表有体棘（附图 36，源自 http：//image. haosou. com）。成虫在人体内可生存 1 年左右、最长的可达 4.5 年之久，在猪体内生存一般不超过 2 年。虫卵呈棕黄色或淡黄色，椭圆形，大小为（130~140）μm×（80~85）μm，每虫每天可排卵 25 000 个，卵内含有 1 个卵细胞、20~40 个卵黄细胞（附图 37，源自 http：// image. haosou. com）。囊蚴在 5℃潮湿环境条件下可存活 1 年，但对高温及干燥的抵抗力很弱，在日光下暴晒 1d 或在沸水中煮 1min 即死。

30.2 感染类型

布氏姜片吸虫的多数感染者较轻，无症状。较重感染者可在临床上表现有腹痛、腹泻、恶心、呕吐、发热、明显的消化功能紊乱、消瘦、贫血、腹水等症状。发病潜伏期在 1~3 个月，以慢性腹泻、消化功能紊乱、营养不良等为主要表现。按症状出现的迟早及病情程度轻重，大致可分为 3 种临床类型。

30.2.1 轻型姜片吸虫病

患者可出现食欲不振，除在上腹部偶有间歇性的轻微疼痛外，通常无任何其他自觉症状。

30.2.2 中等型姜片吸虫病

患者以消化道症状为主，常有间歇性腹泻、腹痛、恶心、呕吐等症状出现，腹痛可在稍进食后缓解。腹泻常是表现为消化不良性粪便，一日数次、量多、有腥臭味。食欲大多减退，膨肠明显，常伴有肠鸣。儿童患者可出现磨牙、睡眠不安等神经症状。

30.2.3　重型姜片吸虫病

患者多有营养不良并伴有消化道症状，表现为全身乏力、精神萎靡，明显消瘦、贫血、面部和下肢甚至全身浮肿，甚至可出现腹水，此类型尤以儿童患者居多。儿童患者表现生长迟缓，智力减弱和发育障碍，甚至成为侏儒症。少数患者由于长期腹泻、呈水样便或常有黏液和血液，造成严重营养不良，继发肠道或肺部感染后出现发热，并可发展成全身衰竭以致死亡。

30.3　传播途径

感染布氏姜片吸虫的病人、带虫者及保虫宿主粪便中排出虫卵并污染水体，中间宿主扁卷螺类的存在，有水生植物的环境，人生吃附着有囊蚴的菱角、荸荠等水生植物，以及用被囊蚴污染的生青饲料喂猪等，是导致姜片吸虫病在人、畜间传播的流行因素。

病人和受感染的猪是姜片吸虫病的主要传染源，患者是终末宿主，家猪是重要的保虫宿主。病人或受感染猪粪便中的虫卵污染池塘，而扁卷螺类又以此环境为孳生地，从而提供完成姜片吸虫生活史各期所需要的环境和条件。传播途径是生食水生植物，感染发生的季节多在7~9月采菱时期；以5~14岁儿童感染率较高，这与喜食生菱角和荸荠等有关。

在我国，主要的扁卷螺有大脐圆扁螺、尖口圆扁螺、半球多脉扁螺、凸旋螺4种，以尖口圆扁螺、半球多脉扁螺的分布较广。扁卷螺喜栖息于枝叶茂盛的水生植物的叶片下面，从螺体逸出的尾蚴在水生植物上形成囊蚴，因此，水生植物成为人体感染的主要植物传播媒介。流行地区的水生植物有水红菱、大菱、荸荠、茭白、水浮莲及日本水仙等。人生食含有囊蚴的水红菱、荸荠等经口感染是此病的主要感染方式。在流行区域的人群，常有边采菱边啃去外皮而生食的习惯。近年来发现囊蚴还可脱离附着物后浮于水面，所以饮用生水也是不可忽视的感染途径。猪生食水生植物，是猪感染率高的主要原因。

粪便污染水源，用新鲜的人粪便及猪粪便为肥料施于菱角塘、荸荠田等，虫卵得以进入水中。厕所及猪舍与种植水生植物的池塘连在一起，可致人、猪粪便大量进入池塘。

30.4　防治原则

要针对姜片吸虫病流行的各个环节，实施有效的预防措施。主要是防止人、猪粪便污染环境及自然水体，有计划地进行人姜片吸虫病的普查和普治及猪姜片吸虫病的防治。注意不要生食未经处理的生水果品、未经刷洗及沸水烫过的菱角等水生植物，不喝生水。不用生青饲料喂猪，家猪圈养，对养猪场专门培植青饲料的局部环境采取杀灭扁卷螺的措施。加强粪便管理，不使人、猪粪便污染水塘，发现病人要及时治疗。

目前用于治疗姜片吸虫病的常用药物，主要有吡喹酮（praziquantel）、硫双二氯酚即别丁（bithionol）、槟榔、丙硫咪唑即阿苯达唑（albendazole）等。其中的吡喹酮是首选药物，具有疗效高、毒性低、使用方便等优点，且副作用轻微。另外是在对重症病人进行驱虫治疗前，宜先改善营养、纠正贫血，防止可能会发生的继发感染。

31　猪带绦虫病与猪囊尾蚴病

　　猪带绦虫病（taeniasis suis）、猪囊尾蚴病（cysticercosis cellulosae），分别是指由猪带绦虫（*Taenia solium*）成虫寄生于人的小肠内引起的猪带绦虫病、猪带绦虫的幼虫——猪囊尾蚴（*Cysticercus cellulosae*）寄生在猪以及人的多种组织器官引起的猪囊尾蚴病，是蠕虫（worm）类寄生虫（parasite）感染病（infectious diseases），属于人兽共患病（zoonoses）的范畴，也是一种在猪与人之间循环感染的重要食源性人兽共患寄生虫病（parasitosis）。

　　人的猪带绦虫病和猪囊尾蚴病广泛分布于世界各地，欧洲地区以在前南斯拉夫、捷克等地流行较多，前苏联、德国也有发生。在南美洲的墨西哥，此病流行较多。在拉丁美洲的哥斯达黎加、萨尔瓦多、危地马拉、洪都拉斯、尼加拉瓜、巴拿马和巴西等国家，均有不同程度的流行。在非洲的尼日利亚，绦虫的感染很普遍，埃及也有此病的流行与发生。亚洲的印度、朝鲜和中国，均是此病流行的地区。在比较贫困、与猪有密切接触并喜食生的或未煮熟猪肉的地区尤为常见，在伊斯兰国家罕见。在我国的多数省份均有流行，几乎遍及全国，在东北、华北、西北和西南地区较为多见。

31.1 病原特征

猪带绦虫又称为链状带绦虫、猪肉绦虫（pork tapeworm）或有钩带绦虫（armed tapeworm），仅寄生于人的小肠内引起人的猪带绦虫病。猪带绦虫的幼虫称为猪囊尾蚴（俗称猪囊虫），可寄生在猪以及人的皮下、肌肉、脑部、眼部等处引起猪囊尾蚴病，俗称囊虫病。

在最早期的一些医学书籍中记载，在史前时期的猎人和牧民可能就认识了寄生于人体的大型绦虫（tapeworm）。在我国，古代医籍中将猪带绦虫与牛带绦虫（*Taenia saginata*）一起称之为"寸白虫"或"白虫"，与蛔虫（roundworm）、蛲虫（pinworm）并列称为我国古代的 3 大寄生虫（parasite）。最早对肉制品中猪囊尾蚴的检验、检疫可追溯到 1879 年，当时的意大利在进口美国的肉制品中发现了猪囊尾蚴和旋毛形线虫（trichinella spiralis），随即下令禁止从美国进口肉制品。

猪带绦虫的成虫为雌雄同体，乳白色，扁长如带，薄且透明，前端较细，向后渐变阔，长 2～4m。头节近似球形，直径 0.6～1.0mm；头节后为纤细的颈部与链体相连，链体上的节片数量约 700～1 000 片。链体上的节片是近颈部的幼节短而宽、中部的成节近方形、末端的孕节为长方形（附图 38，源自 http：//image.haosou.com）。在每一孕节中，约含有 3 万～5 万个虫卵。成虫在人体内的寿命为 10～20 年，也有的可达 25 年以上。猪带绦虫的虫卵呈球形或近似球形，直径在 31～43μm，卵壳薄、透明，棕黄色；内含 1 个具有 3 对小钩的六钩蚴，胚膜较厚（附图 39，源自 http://

image. haosou. com）。虫卵在外界的存活时间较长，4℃条件下能存活近 1 年，37℃时只能存活 7d 左右，100℃高温可杀死虫卵。成熟的猪囊尾蚴如黄豆大小，为（6 ~ 10） mm × 5mm，呈白色半透明的囊状物，囊内充满透明的囊液，囊壁是一层薄膜，壁上有一个呈小米粒样的白色猪囊尾蚴头节（附图 40，源自 http：//image. haosou. com）。猪囊尾蚴经加热到60 ~ 70℃，就会完全被杀灭；猪肉在 - 13 ~ - 12℃环境中经 12h，其中的猪囊尾蚴可全部被杀死。

　　成虫寄生于人的小肠上段，以头节固着肠壁。孕节常常是单独或 5 ~ 6 节相连地从链体脱落，脱离虫体的孕节仍具有一定的活动力，也可因受到挤压破裂使虫卵散出。孕节及散出的虫卵随粪便排出，当被猪或野猪等中间宿主吞食，虫卵在小肠内经消化液作用 24 ~ 72h 后，虫卵的胚膜破裂，六钩蚴逸出，然后藉小钩和分泌物的作用，钻入小肠壁，经血液循环或淋巴系统到达宿主全身各个部位；在寄生部位，虫体逐渐长大，中间细胞溶解形成空腔，充满液体，约经 10 周的时间发育为成熟的猪囊尾蚴。猪囊尾蚴在猪体内寄生的部位为运动较多的肌肉，以股内侧肌多见，再者依次为深腰肌、肩胛肌、膈肌、心肌、舌肌、颈肌等，还可寄生于脑部、眼部等处。有猪囊尾蚴寄生的猪肉，俗称"米猪肉"、"米糁肉"或"豆猪肉"。猪囊尾蚴在猪体内可存活 3 ~ 5 年，个别的可达 15 ~ 17 年；随着时间的延长，猪囊尾蚴会逐渐死亡并钙化。

　　人是猪带绦虫唯一的终末宿主，家猪和野猪是主要的中间宿主。当人误食生的或未煮熟的含有猪囊尾蚴的猪肉后即可被感染，在小肠经消化液的作用，猪囊尾蚴的头节翻出，吸附于肠壁，经 2 ~ 3 个月的时间发育为成虫并排出孕节和虫卵。另外是人也可成为猪带绦虫的中间宿主，当人误食虫卵或孕节后，其中的六钩蚴可在人体内发育为囊尾蚴，但不能继续发育为成虫，所以在流行病学上不起传播作用。

31.2　感染类型

猪带绦虫成虫或猪囊尾蚴寄生于人体，分别引起人的猪带绦虫病或猪囊尾蚴病，但也有不少患者是猪带绦虫病和猪囊尾蚴病共存。人群普遍易感，其中以青壮年为多、男性多于女性。

31.2.1　人的猪带绦虫病

人感染猪带绦虫后通常缺乏明显体征，有个别的可致肠穿孔并发腹膜炎或导致肠梗阻。潜伏期约2～3个月，大多数患者仅为感染1条成虫、少数有3～4条的、也偶有24条之多的。成虫寄生于人的小肠内，可对肠黏膜造成损伤并引起炎症反应，临床症状以大便中发现虫体节片最为常见，患者可有轻度肛痒，半数病例在上腹部或整个腹部有隐痛。部分患者有腹泻、便秘、消化不良、恶心、呕吐等症状；少数患者有头痛、头昏、乏力、失眠、神经过敏等症状。另外，还可有营养缺乏性贫血、体重减轻或儿童生长发育迟缓等表现。

31.2.2　人的猪囊尾蚴病

猪囊尾蚴寄生于组织器官内，引起占位性病变。猪囊尾蚴可在人体内存活数年，在猪囊尾蚴死亡后，其发病症状也不一定消失。猪囊尾蚴对人体的危害远比成虫大，造成危害的程度因其寄生的部位和数量不同而异。依据其寄生部位，通常将猪囊尾蚴病分为3类。①皮下及肌肉型猪囊尾蚴病：猪囊尾蚴寄生于皮下、黏膜下或肌肉中，形成结节。结节多见于头部和躯干，四肢较少，常常是分批出现，并可自行消失。结节为圆形或椭圆形，约在5～15mm，硬度如软骨，与皮下组织无粘连，活动性良好，数量可由1个至数千个。感染轻的患者无症状，如果寄生数量多，则可出现肌肉酸痛无力、发胀、麻木或假性肌肥大症等。此型猪囊尾蚴病，是最为常见的。②脑型猪囊尾蚴病：此型猪囊尾蚴病，是危害最为严重的。由于猪囊尾蚴在脑内的寄生部位、数量和发育程度不同，以及不同个体对其反应不同，其临床症状极为复杂，有的可全无症状，有的可引起猝死，但大多数表现病程缓慢，发病时间以1～12个月的为最多，最长的可达30年之久。在临床上分为癫痫型、脑膜炎型、颅内压增高型、痴呆型、脊髓型等5个类型。③眼型猪囊尾蚴病：猪囊尾蚴可寄生于眼睛的任何部位，但绝大多数是在眼球深部玻璃体及视网膜下寄生。通常是累及单眼，症状轻者表现为视力障碍，常可见眼内虫体蠕动，重者可致失明。

31.3　传播途径

猪是人的猪带绦虫病的主要传染源，狗、羊、牛等也可成为传染源。猪囊尾蚴的唯一感染来源是猪带绦虫病患者，患者每天向外界排出猪带绦虫的孕节和虫卵，而且可持续数年甚至20余年，如此就使猪长期处在被威胁之中。猪的感染，又成为人感染成虫的来源。

人感染猪带绦虫，是因误食猪囊尾蚴引起。其发生与流行，与人的饮食卫生习惯、烹调与食肉的方法密切相关。在流行严重的地区，当地居民常常有喜食生的或未煮熟猪肉的习惯，这对此病的传播与流行起着决定性的作用。另外是用切过生肉的刀具、砧板，再切熟食而致人的感染。流行环节是带虫者与病人的粪便污染环境，人、猪误食猪带绦虫的虫卵可致猪囊尾蚴病；人生食或半生食含有猪囊尾蚴的猪肉，则可感染发生猪带绦虫病。

人感染猪囊尾蚴，是因误食虫卵引起。主要有 3 种方式：①自体内感染，即肠道内有成虫寄生，成虫脱落的孕节或虫卵可因恶心、呕吐等肠逆蠕动返流至患者的胃，再至十二指肠中引起感染。②自体外感染，即肠道内有成虫寄生，患者误食自己排出的虫卵导致感染。③异体感染，通过外界环境（饮水、蔬菜、食物等）误食他人排出的虫卵导致感染。有报告显示约有 16% ～ 25% 的猪带绦虫病患者伴有猪囊尾蚴病，猪囊尾蚴病患者中约有 55.6% 伴有猪带绦虫寄生，可见自体内感染和自体外感染这两种感染方式更为重要。

31.4　防治原则

防治猪带绦虫病和猪囊尾蚴病，应采取"驱、检、管、治"的综合性防治措施。"驱"即及时驱除人体内寄生的猪带绦虫，以控制传染源；"检"即认真贯彻肉品卫生检疫制度，确保肉类食品安全；"管"即加强环境卫生管理，控制猪吃到猪带绦虫病患者的粪便，以切断人、猪间相互传播的途径；"治"即选择使用有效药物，治疗病人及病猪。

由于猪带绦虫病患者是使猪感染猪囊尾蚴的唯一传染源，所以对病人的驱虫治疗是切断感染来源极其重要的措施。大力推广定点屠宰，集中检疫，严禁感染猪囊尾蚴的猪肉进入市场；对检出的病猪肉，要严格按照国家相关规定进行无害化处理。注意保持个人卫生和饮食卫生的良好习惯，特别应该做到不生食或半生食猪肉，对切肉的刀具、砧板、抹布、盛具等要生熟分开，并及时进行消毒。平时注意加强对人的粪便管理和改善猪的饲养管理方式，特别注意不要将厕所与猪圈连通。

目前，对人的猪带绦虫病及猪囊尾蚴病的治疗，常是以槟榔和南瓜子联合疗法。此外，吡喹酮（praziquantel）、丙硫咪唑即阿苯达唑（albendazole）等也都有较好的驱虫效果。

32　牛带绦虫病

牛带绦虫病（taeniasis bovis），是指由牛带绦虫（*Taenia saginata*）成虫寄生于人的小肠内引起的蠕虫（worm）类寄生虫（parasite）感染病（infectious diseases），属于人兽共患病（zoonoses）的范畴，也是一种在牛与人之间循环感染的重要食源性人兽共患寄生虫病（parasitosis）。

牛带绦虫的成虫仅寄生于人的小肠内，引起人的牛带绦虫病；牛带绦虫的幼虫——牛囊尾蚴（*Cysticercus bovis*）寄生在牛的肌肉组织，引起牛囊尾蚴病（cysticercosis bovis），俗称牛囊虫病。牛带绦虫为世界性散在分布，以在牧区或以牛肉为主要肉食的民族地区为主。在我国新疆、内蒙古、西藏、云南、四川、广西、贵州、甘肃和台湾的一些地区，有地方性流行特征。

32.1　病原特征

牛带绦虫又称为肥胖带绦虫、牛肉绦虫或无钩带绦虫，成虫为雌雄同体，乳白色，长 4~8m，最长的 10m 以上，也有报告达 25m 长的。头节略呈方形，直径 1.2~2.0mm；链体上的节片数量在 1 000~2 000 片，孕节内含有大量的虫卵。虫卵呈球形或近似球形，直径在 31～43μm，卵壳很薄并极易脱落成为无卵壳的不完整卵。卵的胚膜较厚，棕黄色；胚膜内为球形的六钩蚴，有 3 对小钩。牛囊尾蚴（牛带绦虫的幼虫）呈卵圆形，大小为（7～10）mm×（4～6）mm,为乳白色半透明的囊状物，囊内充满囊液，囊壁分为两层，外为皮层、内为间质层，在间质层的增厚处向内凹入即牛囊尾蚴头节，与成虫的头节相似。牛囊尾蚴在 -10℃环境中经72h可死亡，在 -23～-22℃冷藏10d能够更有效地被杀死。

牛带绦虫的成虫寄生于人的小肠上段，以头节固着肠壁，虫体末端孕节多是单节从链体脱落，随粪便排出体外。脱离虫体的孕节较肥厚，具有明显的活动力，所以也可主动从肛门逸出。孕节或孕节破裂后散出的虫卵污染草地、水源等，如果被牛食入，卵内的六钩蚴在小肠内孵化出来后钻入小肠壁，经血液循环到达牛体全身多个部位，多是在运动较多的股、肩、心、舌肌等处，约经 60～70d 的时间发育为成熟的牛囊尾蚴。

人是牛带绦虫唯一的终末宿主，通常情况下不能作为中间宿主。牛、羊、长颈鹿等是中间宿主，主要是牛。人吃了生的或半生的含有牛囊尾蚴的牛肉后可被感染，经 8～10 周的时间发育为成虫。成虫的寿命可达20年以上，甚至更长。

32.2　感染类型

牛带绦虫病的潜伏期，从吞入牛囊尾蚴至粪便中出现成虫节片或虫卵约 3 个月的时间。寄生在人体内的牛带绦虫多为 1 条，严重感染患者可达 7～8 条或更多。病人通常缺乏明显症状，有时会出现恶心、呕吐、腹部不适、消化不良、腹胀、腹泻、头昏、头痛、乏力等症状。由于孕节常可主动逸出肛门，能引起病人肛门及会阴部位的瘙痒感、头晕、失眠等。婴幼儿被感染后的症状更明显，并可导致发育迟缓和贫血。也有个别病人可出现严重症状，甚至死亡。偶尔可引起阑尾炎、肠梗阻等并发症。

人群对牛带绦虫普遍易感，其中，以 21～40 岁的青壮年为多、男性多于女性。对牛囊尾蚴具有自然免疫力，虽然有牛囊尾蚴寄生于人体的报告，但认为牛带绦虫不致人的牛囊尾蚴病。

32.3　传播途径

人的牛带绦虫病发生与流行，主要与饮食习惯及牛的感染有关。通常在牧区多无厕所，虫卵易污染牧草和水源。某些地区居民有生食牛肉的习惯，如藏民喜食生牛肉和风干牛肉，广西苗族爱吃酸牛肉，所以，容易导致感染发病。对不生食牛肉的居民来讲，多是因肉块过大，烹调温度不够或用切过生牛肉的刀具和砧板再切熟食，皆可使人吃到未被杀死的牛囊尾蚴患牛带绦虫病。

带虫者与病人粪便中的虫卵污染环境、牧草和水源等，牛在吞食虫卵后会发生牛囊尾蚴病。人通过生食或半生食含有牛囊尾蚴中间宿主的肉，即可被感染。污染草场的传染性可持续 2～3 个月，牛进入污染牧场即可被感染。

32.4　防治原则

对人牛带绦虫病的防治，其原则及所用药物与猪带绦虫病的基本相同。有效的预防主要是加强粪便管理，注意防止人的粪便污染环境被牛食入。严格执行肉类检疫制度，防止有牛囊尾蚴的牛肉进入市场。注意改变生活、生产、饮食习惯，不吃生的或未煮熟的牛肉，牛肉要煮透，加热到70℃可使牛囊尾蚴被杀死，处理生熟食要有专用的刀具和砧板。

33　旋毛虫病

旋毛形线虫病（trichinelliasis）简称为旋毛虫病，也是比较常用的病名。是指由旋毛形线虫（*Trichinella spiralis*）引起的蠕虫（worm）类寄生虫（parasite）感染病（infectious diseases），是人及多种动物（主要是猪）均可被感染的一种寄生虫病（parasitosis），属于人兽共患病（zoonoses）的范畴。

旋毛虫病是一种分布广泛、严重危害人类健康的寄生虫病。其特征是旋毛形线虫（简称旋毛虫）的成虫寄生在宿主小肠内，幼虫包囊寄生在同一宿主横纹肌细胞内，引起主要临床表现为发热、肌肉剧烈疼痛、乏力等典型症状的一种自然疫源性寄生虫病，也是在食源性疾病（foodborne diseases）中比较常见的寄生虫病。人类的感染方式与饮食习惯有关，主要是因生食或半生食含有活旋毛虫幼虫包囊的猪肉及其他动物肉类所致，旋毛虫病对人的危害性很大，若未能及时治疗可发生死亡。人群普遍易感，以青壮年为多，男性多于女性；发病率的高低及病情轻重，与感染幼虫包囊的数量及人体对旋毛虫的免疫力有关。旋毛虫病呈世界性分布，目前，我国是世界上旋毛虫病危害最为严重的少数几个国家之一。

33.1 病原特征

1822 年，德国学者首先发现了在人体内存在有旋毛虫的幼虫包囊。1828 年，英国学者皮科克（Peacock）首次在伦敦一死者尸体肌肉中发现了旋毛虫。1835 年，欧文（R. Owen）描述了此虫的形态特征并将其命名为旋毛形线虫。1846 年，美国医师莱迪（Leidy）在猪的肌肉中发现了旋毛虫幼虫。1855 年，洛伊卡特（Leuckart）证明用旋毛虫幼虫投喂给动物后，可在动物肠道中发育为成虫。

旋毛虫病呈世界性分布。目前，我国是世界上旋毛虫病危害最为严重的少数几个国家之一。早在 1881 年，英国学者曼森（Manson）在我国的厦门首先从猪肉中发现了此虫。1964 年，西藏首先报告了我国人体感染旋毛虫的病例。继之先后在云南、西藏自治区、吉林、黑龙江、辽宁、湖北、河南、广西壮族自治区、四川等 10 多个省区发现了多起此病的暴发。截至 1999 年年底，已在我国 12 个省区暴发了 548 起，发病 23 004 例、死亡 236 人；有 3 540 例散发病人，则见于全国 17 个省检。2000—2004 年共报告 17 次人体旋毛虫病的暴发，发病 828 例、死亡 11 人。

旋毛虫为雌雄异体，虫体微小、线状、虫体后端稍粗。雄虫较小，约为（1.4～1.6）mm×（0.04～0.05）mm；雌虫较大，约为（3.0～4.0）mm×0.06mm。幼虫包囊在宿主的横纹肌内，呈梭形，大小约为（0.25～0.5）mm×（0.21～0.42）mm；在 1 个包囊内通常含有 1～2 条卷曲存在的幼虫，个别也有 6～7 条的，幼虫长约 1.0mm（附图 41 至附图 44，源自 http://image.haosou.com）。

　　旋毛虫的发育过程，是成虫和幼虫同寄生于一个宿主体内。成虫寄生在小肠，主要是在十二指肠和空肠上段；幼虫寄生在横纹肌细胞内，形成具有感染性的幼虫包囊。旋毛虫在发育过程中，无外界的自由生活阶段，但完成生活史则必须要更换宿主，在动物间相互残食传播中完成生活史。除人以外，已知有猪、犬、鼠类、猫、熊、野猪、狼、狐等150多种哺乳动物，均可作为旋毛虫的宿主。

　　当人或动物宿主食入了含有活体旋毛虫幼虫包囊的肉类后，在胃液及肠液的作用下，幼虫经数小时即可在十二指肠及空肠上段自包囊中逸出，并钻入肠黏膜内，经一段时间的发育后再返回到肠腔。在感染后的48h内，幼虫经4次蜕皮后，即可发育为成虫。雌虫和雄虫交配后，雄虫很快死亡并被排出体外，雌虫又重新侵入到肠黏膜内，有些虫体还可在腹腔或肠系膜淋巴结处寄生。受精后雌虫子宫内的虫卵逐渐发育为幼虫，并向外移动。交配后的5~7d，雌虫开始产出幼虫，持续排虫达4周左右的时间，每条雌虫可产幼虫约1 500条。新生幼虫很小，约$124\mu m \times 6\mu m$。雌虫通常可存活1~2个月，有的可达3~4个月。

　　少数新生幼虫从肠腔排出体外，有大多数的新生幼虫侵入局部淋巴管或静脉，随淋巴液和血液循环到达宿主各器官、组织体腔，但只有到达横纹肌内的幼虫才能继续发育。侵入部位多是活动较多、血液供应丰富的肌肉，如膈肌、舌肌、咬肌、咽喉肌、胸肌、肋间肌、腓肠肌等处。幼虫穿破微血管，进入肌细胞内寄生。约在感染后1个月的时间，幼虫周围开始形成纤维性囊壁并不断增厚，这种肌组织内含有的幼虫包囊，对新宿主具有感染力。若无进入新宿主的机会，半年后即自包囊两端开始出现钙化现象，幼虫逐渐失去活力、死亡，直至整个包囊钙化。但有时钙化包囊内的幼虫，也可继续存活数年之久。旋毛虫的幼虫包囊抵抗力较强，能耐低温，猪肉中包囊里的幼虫在 - 15℃贮存20d才会死亡，在 - 12℃下可存活达57d，在腐肉中能存活2～3个月。晾干、腌制、涮食等方法常是不能杀死幼虫，但在加热70℃时幼虫多可被很快杀死。

33.2　感染类型

　　人体旋毛虫病的流行具有地方性、群体性、食源性和暴发性的特点。潜伏期的长短随幼虫侵入的数量多少和人体免疫力强弱有关，最短的1d、最长的46d，多数在14d以内。旋毛虫病的临床症状、体征及对健康的危害，与旋毛虫在体内的侵入、移行和寄生、包囊形成的过程有关，其致病过程可分为3期。

33.2.1　小肠侵入期

　　小肠侵入期，指的是旋毛虫幼虫在小肠内自包囊脱出、并发育为成虫的阶段。因主要是病变部位发生在十二指肠和空肠，所以，也可称此期为肠型期。由于幼虫及成虫对肠壁组织的侵犯，能引起十二指肠炎、空肠炎。患者可有恶心、呕吐、腹痛、腹泻等胃肠道症状，同时伴有厌食、乏力、畏寒、低热等全身症状。此期的症状，通常持续约1周的时间。

33.2.2　幼虫移行和寄生期

　　幼虫移行和寄生期，指的是新生幼虫随淋巴液、血液循环移行至全身各器官及侵入横纹肌内发育的阶段。因主要是病变部位发生在肌肉，所以也可称此期为肌型期。由于幼虫在移行过程中的机械性损害及分泌物的毒性作用，可引起所经之处组织的炎症反应。病人可出现急性全身性血管炎、水肿、发热和血液中嗜酸性粒细胞增多等急性症状，部分病人还可出现眼睑及面部浮肿、眼结膜充血。重症患者可出现局灶性肺出血、肺水肿、胸腔积液、心包积液等；累及中枢神经的可引起非化脓性脑膜炎和颅内高压，使患者可出现昏迷、抽搐等症状。幼虫侵害横纹肌，患者多发的症状为全身肌肉酸痛、压痛，尤以腓肠肌、肱二头肌、肱三头肌疼痛明显；部分病人可出现咀嚼、吞咽或发声障碍。急性期病变发展较快，严重患者可因广泛性心肌炎导致心力衰竭，以及毒血症和呼吸系统伴发感染后死亡。此期的症状，通常持续约2周至2个月时间。

33.2.3 包囊形成期

包囊的形成，是由于幼虫的刺激导致宿主肌肉组织由损伤到修复的结果。随着虫体的长大、卷曲，幼虫寄生部位的肌细胞逐渐膨大呈纺锤状，形成梭形的肌腔包围虫体，由于结缔组织的增生形成囊壁。随着包囊的逐渐形成，组织的急性炎症消失，患者的全身症状将日渐减轻，但肌痛仍可持续数月，并有消瘦、虚弱、乏力及肌肉硬结等。

旋毛虫的寄生可诱发宿主产生保护性免疫力，尤其是对再感染具有显著的抵抗力。免疫力可表现为使幼虫发育障碍、抑制成虫的生殖能力以及加速虫体的排除等。

33.3　传播途径

含有旋毛虫幼虫包囊的动物肉，是旋毛虫病的传染源。在容易感染旋毛虫的动物中，常见的包括猪、马、犬、牛、羊、猫、鼠类等，因食用野猪、豺、熊、松鼠、獾、海象等野生动物肉感染旋毛虫的报告也时常可见。

在我国，猪肉是人体旋毛虫病的主要传染源。在国外，猪肉、马肉及其制品（比如，香肠）是人体旋毛虫病的主要传染源。

经消化道传播，是旋毛虫病的主要途径。感染的发生与流行，与当地居民的饮食习惯密切相关，也构成了此病呈地方性流行的特征。人体感染旋毛虫病，主要是因生食或半生食含有旋毛虫的猪肉和其他动物肉类所致。其中，生食或半生食受感染的猪肉，是我国人群感染旋毛虫的主要方式，占发病人数的90%以上。

我国猪旋毛虫病的流行病学特征，为泔水及垃圾传播型。食草动物自然感染旋毛虫的主要原因可能是其饲料中掺入了含有旋毛虫的猪肉屑、泔水或用洗肉水拌饲料，或是在放牧时食入了被腐烂动物尸体污染的青草等所致。动物源性蛋白饲料，也相应增加了感染旋毛虫的机会。

33.4　防治原则

改变食肉的方式，不吃生的或未煮透的猪肉及野生动物肉，是预防旋毛虫病的关键。另外是认真执行肉类检疫制度，不允许受染肉类进入市场并进行焚毁处理。扑杀鼠类、野犬等保虫宿主，也是防止人群感染的重要环节。

对旋毛虫病患者的治疗，使用丙硫咪唑即阿苯达唑（albendazole）是目前的首选药物，不仅具有驱除肠道内早期幼虫以及抑制雌虫产出幼虫的作用，还能杀死肌肉中的幼虫，并兼有镇痛、消炎的功效。此外，甲苯咪唑（mebendazole）、氟苯咪唑（flubendazole）等也有较好的治疗效果。

34 广州管圆线虫病

广州管圆线虫病（angiostrongylisis），是指由广州管圆线虫（*Angiostrongylus cantonensis*）的幼虫寄生于人体中枢神经系统，引起以脑脊液中嗜酸性粒细胞增多为特征、以嗜酸性粒细胞增多性脑膜炎和脑膜脑炎为主的蠕虫（worm）类寄生虫（parasite）感染病（infectious diseases）。属于人兽共患病（zoonoses）的范畴，也是一种重要的食源性人兽共患寄生虫病（parasitosis）。

广州管圆线虫属于食源性寄生虫，也是在引起食源性疾病（foodborne diseases）中比较常见的寄生虫。人因生食或半生食含有广州管圆线虫幼虫的中间宿主和转续宿主（paratenic host）被感染（多为螺肉），生吃被幼虫污染的蔬菜、瓜果或喝生水也可被感染。由于人是此虫的非正常宿主，所以在人体内的虫体仅是停留在第四期幼虫或成虫早期（性未成熟）阶段。广州管圆线虫病主要分布于东南亚、太平洋岛屿、非洲、加勒比海等地区，多是散在发病，偶有暴发流行的情况。在我国主要是在台湾、香港、广东、福建、海南、浙江、湖南、天津、辽宁、黑龙江等地，呈散在分布。

34.1　病原特征

广州管圆线虫，是我国医学寄生虫学专家陈心陶于 1933 年在广州家鼠肺脏中首先发现的。1944 年，在我国台湾最早证实了第 1 例广州管圆线虫病的病例，台湾也是此病主要流行地区之一；1984 年，我国大陆（广东）发现首例病例。1997 年在温州市，105 人因食用凉拌辣味螺肉造成 47 人发病。2006 年在北京市出现了我国最大规模的一次暴发，从 6 月 24 日至 9 月 2 日，北京市共接到 131 例广州管圆线虫病的病例报告，其中重症患者 25 例，所有病例均有在北京某酒楼生食或半生食福寿螺的共同就餐史。

广州管圆线虫为雌雄异体，成虫呈线状、白色、体表光滑。雄虫大小多在（11.0～26.0）mm×（0.21～0.53）mm，雌虫大小多在（17.0～45.0）mm×（0.30～0.66）mm。虫卵为椭圆形，大小约 $75\mu m \times 40\mu m$。

广州管圆线虫的发育过程，是成虫寄生于多种鼠类的肺动脉内发育成熟，交配、产卵。虫卵随血流进入肺毛细血管，约经 6d 的时间发育成熟并孵化出第一期幼虫；第一期幼虫穿破肺毛细血管进入肺泡，沿呼吸道上行至咽部，转入消化道后随宿主粪便排出体外。第一期幼虫不耐干燥，但在潮湿或有水的环境中可存活 3 周的时间。当第一期幼虫被中间宿主螺类或蛞蝓（俗称鼻涕虫）等软体动物吞入、或被主动侵入体内后，在中间宿主组织内经先后蜕皮 2 次发育为第二期及第三期幼虫。第三期幼虫即为感染性幼虫，大小多在（0.35～0.45）mm×（0.025～0.029）mm，无色透明，体内器官清晰可见。鼠类等终末宿主因吞食含有第三期幼虫的中间宿主、转续宿主或被幼虫污染的食物后可被感染。第三期幼虫进入终末宿主体内后穿过宿主肠壁进入血流，经肝脏、心脏到肺脏和神经系统，在脑组织内蜕皮成为第四期幼虫，然后进入蜘蛛膜下腔再蜕皮1次成为第五期幼虫（童虫）。童虫经静脉再回到肺脏内，在肺动脉内发育为成虫。从第三期幼虫侵入到终末宿主鼠类体内后到出现第一期幼虫，约需要6~7周的时间。在人体内的发育，大致与在鼠类体内的相同；但在人体内，其生活史大多是止于中枢神经系统阶段（附图45、附图46，源自 http：//image.haosou.com）。

广州管圆线虫可寄生于啮齿类、犬类、猫类等几十种哺乳动物体内，其中啮齿类中的鼠类是最重要的传染源。其中间宿主为多种陆生螺类（褐云玛瑙螺、中国圆田螺、福寿螺、皱疤坚螺、东风螺、短梨巴蜗牛等），以及蛞蝓等；转续宿主包括蛙、蟾蜍、鱼类、蟹、虾、猪、蛇等；适宜的终末宿主主要是鼠类，其成虫多是寄生于鼠类的肺脏动脉内，也可见于右心。

34.2　感染类型

人的广州管圆线虫病，潜伏期在1~35d、多在7~14d。幼虫在体内移行，侵犯中枢神经系统，引起嗜酸性粒细胞增多性脑膜炎或脑膜脑炎，以在脑脊液中嗜酸性粒细胞显著增多为特征。最为明显的症状为急性剧烈头痛、颈项强直、恶心、呕吐，低热或中度发热。头痛在初期为间歇性的，以后发作渐频或发作期延长，甚至不能承受任何震动，走路、坐下、翻身时头痛都会加剧。严重患者可导致瘫痪，甚至死亡。寄生在眼部的，可使患者出现视力下降、视物变形、模糊，甚至失明。人群普遍易感，但以青少年为多。

34.3　传播途径

广州管圆线虫病的传染源，主要是啮齿类动物、尤其是鼠类。由于此虫在人的肺脏内很难发育为成虫，所以，人类作为传染源的意义不大。广州管圆线虫必须经过中间宿主或转续宿主才能完成其生活史，并经过这些宿主传播至动物及人。

人体主要是经口感染，常见的感染途径和方式包括：①生食或半生食含有广州管圆线虫第三期幼虫的中间宿主或转续宿主；②生吃被第三期幼虫污染的蔬菜、瓜果等食物；③喝含有第三期幼虫的生水也可被感染；④徒手制备被第三期幼虫污染的食物过程中受到感染，常见于螺类加工人员；⑤有些地方用土法治疗疾病，如用蛙、蟾蜍的肉敷贴于伤口处，也可能会导致被感染。

34.4　防治原则

对广州管圆线虫病的防治原则，重要的是对广州管圆线虫的中间宿主和转续宿主必须熟食，注意洗干净附着在蔬菜上的小型软体动物，不喝生水。加工螺类、鱼类、虾及蟹类时，要特别注意保护和防止污染厨具。避免徒手捉螺等软体动物，以防被感染。要积极灭鼠，消灭传染源。

广州管圆线虫病是一种自限性疾病，通常病程在 4～6 周的时间。大多病例预后良好，病死率不高。治疗时需采用对症治疗及支持疗法，使用丙硫咪唑即阿苯达唑（albendazole）治疗的效果好、预后佳。

35　隐孢子虫病

隐孢子虫病（cryptosporidiosis），主要是指由微小隐孢子虫（*Cryptosporidium parvum*）引起的原虫（protozoon）类寄生虫（parasite）感染病（infectious diseases），是人及多种动物（家畜及野生动物）均可被感染的寄生虫病（parasitosis），属于人兽共患病（zoonoses）的范畴。

隐孢子虫病是一种分布广泛、严重危害人类健康的寄生虫病。其特征是以腹泻为主要临床表现，也是在食源性疾病（foodborne diseases）中比较常见的寄生虫病，还是旅游者腹泻（diarrhea in travelers，DT）的常见病种。人群对微小隐孢子虫普遍易感，无明显的性别差异性，婴幼儿、免疫功能低下的人群更易被感染发病。目前，隐孢子虫病已被列为世界最为常见的 6 种腹泻病之一，也已成为重要的公共卫生问题。

35.1　病原特征

隐孢子虫是一类寄生性原虫，广泛存在于多种脊椎动物体内，寄生于人及大多数哺乳动物的主要为微小隐孢子虫。自 1976 年首先报告在美国发生的隐孢子虫病患者起，迄今世界上已发现有 6 大洲 90 多个国家都存在隐孢子虫病。美国威斯康辛州的密尔沃基在 1993 年发生了通过水源污染传播的隐孢子虫病暴发流行，病例达 403 000 人。在我国，韩范等在 1987 年首先在南京市区发现了 2 例隐孢子虫病患者；随后在南京、徐州、安徽、内蒙古自治区、福建、山东和湖南等地，也都报告了一些病例。

隐孢子虫是于 1907 年由美国寄生虫病专家泰泽（Tyzzer）首先在小鼠胃肠黏膜切片中发现的，在当时认为其并不能引起宿主发病。相继，泰泽又在 1912 年报告了微小隐孢子虫，仅侵害小肠、但未见明显症状，直到 1955 年才被确定为引起动物腹泻的重要病原寄生虫。自 1976 年首先在美国报告了首例患者起，才有关于隐孢子虫能够引起人感染发病的报告，并日益为人们所重视。1984 年，证实了隐孢子虫病可通过水进行传播。

隐孢子虫的生活史包括无性繁殖、有性繁殖和孢子生殖的 3 个阶段，均在同一宿主的肠上皮细胞完成。生活周期在 5 ~ 11 d，具体包括子孢子、滋养体、裂殖体、裂殖子、配子体、配子、合子和卵囊等阶段。隐孢子虫的寄生部位，主要是在小肠上皮细胞由宿主细胞形成的纳虫空泡（parasitophorous vacuole）内。

隐孢子虫的卵囊为圆形或椭圆形，直径在 4 ~ 6 μm，无色透明，成熟的卵中含有 4 个裸露的月牙形子孢子。人、牛以及其他易感动物在吞食成熟的卵囊后，内含的子孢子在消化液的作用下从囊内逸出，先是附着于肠上皮细胞，再进入细胞内，在细胞微绒毛区（刷状缘）围绕子孢子形成纳虫空泡，虫体即在纳虫空泡内进行无性繁殖，先是发育成为滋养体，再经 3 次核分裂发育为 I 型裂殖体，成熟的 I 型裂殖体中含有 6 个或 8 个 I 型裂殖子。I 型裂殖子被释出后又侵入其他上皮细胞，重复此增殖过程并再次形成 I 型裂殖体及裂殖子；或发育为第二代滋养体，第二代滋养体经 2 次核分裂发育为 II 型裂殖体，成熟的 II 型裂殖体中含有 4 个裂殖子，这种裂殖子释出后可侵入肠上皮细胞发育为雌配子体或雄配子体，进入有性生殖阶段。雌配子体进一步发育为雌配子，雄配子体产生 16 个雄配子，雌雄配子结合后形成合子，进入孢子生殖阶段。合子发育为卵囊，卵囊有薄壁和厚壁的两种类型：①薄壁型卵囊：约占 20%，仅有一层单位膜，其中的子孢子逸出后直接侵入宿主肠上皮细胞，继续无性繁殖，使宿主发生自身体内重复感染。②厚壁型卵囊：约占 80%，在宿主细胞或肠腔内孢子化（形成子孢子），孢子化的卵囊随宿主粪便排出体外，即具有感染性。卵囊对外界环境因素的抵抗力较强，在潮湿的环境中，可存活 2～6 个月的时间，在湿冷环境下可存活数月或 1 年左右，并具有感染性，也是隐孢子虫唯一的感染阶段。常用的消毒剂常常不能有效将其杀死，用 10% 福尔马林、5% 氨水加热 65～70℃ 作用 30min 可杀死卵囊。

35.2 感染类型

隐孢子虫主要寄生在宿主肠上皮细胞刷状缘的纳虫空泡内，空肠近端是胃肠道感染隐孢子虫数量最多的部位，严重患者可扩散至整个消化道。此外，肺脏、扁桃体、胰腺和胆囊等器官也可波及。儿童感染多是发生于 5 岁以下的，易感染的是 2 岁以下的婴幼儿，婴幼儿被感染后的症状也比较严重。根据发生隐孢子虫感染后所表现的临床症状，可将其分为两种类型。

35. 2. 1　急性胃肠炎型

潜伏期约在 4～14d，免疫功能正常的感染者，往往表现为急性胃肠炎或急性肠炎。主要是发生腹泻，每天 4～10 次不等，大便呈糊状或为带有黏液的水样，偶有少量脓血，可有恶臭。患者常常会感到上腹部不适或疼痛、恶心甚至呕吐 1～2 次，食欲下降，有时会出现腹胀。部分病人会有发热 2～4d，以及乏力、周身不适等症状。病程为自限性的，多在 2 周内自行缓解，有些病人（如乳幼儿感染者）可延续至 4 周。在腹泻中止后，其他表现随之消退。无复发，通常预后良好。

35. 2. 2　慢性腹泻型

主要见于免疫功能有缺陷的患者，尤其是常见于艾滋病患者。表现起病缓慢，腹泻迁延，偶可短暂缓解。大便水样，或可见喷射样水泻，量大，每天多在 10 次左右，可导致循环衰竭死亡。偶有血性便，大多数伴有轻重不一、部位不定的腹痛，以下腹部较多见。病程长的可发生营养不良、低蛋白血症、维生素缺乏和体重下降等，儿童患者可有生长迟缓的症状。病程可延续 3～4 个月至 1 年以上，期间可反复发作。

另外，少数患者可出现并发症。如侵入呼吸道，可引起慢性咳嗽、呼吸困难、支气管炎和肺炎等。侵入胆管和胆囊上皮，可引起急性和坏死性胆囊炎、胆管炎等。

35.3 传播途径

隐孢子虫广泛存在于自然界中，主要通过被卵囊污染的水和食物（特别是生蔬菜、水果、未经消毒处理的果汁、饮料、贝类等）进行传播。隐孢子虫病患者的粪便和呕吐物中含有大量卵囊，多数患者在症状消退后仍然有卵囊排出，可持续几天至5周的时间，这构成了主要的传染源；健康带虫者和恢复期带虫者，也是重要的传染源。隐孢子虫能引起多种动物（特别是犊牛和羔羊）的严重腹泻，并可通过卵囊感染人，成为畜牧地区和农村的重要动物源性传染源。在托儿所、家庭、医护人员间通过人际的相互接触，是重要的传播途径。一旦水源被污染，易引起暴发流行。

患者和卵囊携带者是主要的传染源，多种被感染的动物（牛、马、羊、猪、犬、猫、鼠类及鸡、鸭、鱼类、爬行动物等）也是传染源。在动物作为传染源方面，农村以牛为主，牧区以羊为主，城市中以玩赏动物（犬、猫等）为主。

人的感染主要是通过粪—口途径，卵囊被吞入引起，可能的传播途径包括：①人—人，通过直接或间接接触发生；②动物—动物；③动物—人；④通过饮用水的水源性传播；⑤食物源性传播；⑥可能经空气的传播，因为在肺脏寄生的，痰液中亦可排出卵囊。

35.4 防治原则

隐孢子虫病为人兽共患病，有效预防是特别需要防止病人、病畜的粪便污染食物和饮用水，这对于切断隐孢子虫病的传播途径至关重要。另外，要注意讲究个人卫生，保护免疫功能缺陷或低下者，避免与病人、病畜的接触。

目前，尚无特效药物用于治疗隐孢子虫病，国内有用大蒜素胶囊治疗的，有一定的效果。另外是螺旋霉素、阿奇霉素、克林霉素、呋喃唑酮等抗菌类药物，具有缓解病情、减轻腹泻的作用。

36　弓形虫病

弓形虫病（toxoplasmosis）也常被称为弓形体病、弓浆虫病、毒浆原虫病等，是指由刚地弓形虫（*Toxoplasma gondii*）引起的原虫（protozoon）类寄生虫（parasite）感染病（infectious diseases），是人及多种动物（家畜及野生动物）均可被感染的一种寄生虫病（parasitosis），属于人兽共患病（zoonoses）的范畴。

弓形虫病的特征，临床表现和病变多样，主要包括中枢神经系统、消化系统、呼吸系统、淋巴结等的组织器官损害，也是在食源性疾病（foodborne diseases）中比较常见的寄生虫病。刚地弓形虫的感染在人群中很普遍，无性别差异性，绝大多数属于缺乏明显临床症状和体征的隐性感染，但对免疫功能低下的人（如患有感染性疾病、恶性肿瘤、施行器官移植、长期接受免疫抑制剂或放射治疗、有先天性或后天性免疫缺陷者）可造成严重后果。

36.1　病原特征

刚地弓形虫是一种广泛寄生于人及多种动物的原虫，属于食源性寄生虫的范畴。最初是在 1908 年由法国学者尼科勒（Nicolle）等在突尼斯的巴斯德研究所内饲养的一种北非刚地梳趾鼠的肝脏、脾脏单核细胞中发现的；因为此虫的滋养体似弓形、发现于刚地梳趾鼠体内，所以被定名为刚地弓形虫。同年，意大利细菌学家斯普伦多雷（Splendore）在巴西一个实验室的 1 只死兔体内发现了同样的虫体。1910 年，梅洛（Mello）在家犬体内也发现了此虫体。人类的弓形虫病，公认的是捷克医生扬库（Janku）于 1923 年首先报告的，他在布拉格 1 例死于先天性脑积水的幼儿视网膜切片中发现了刚地弓形虫的包囊，并指出先天性脑积水与刚地弓形虫存在病原学的关系。在早期，发现人的弓形虫病主要是先天性的。到了 20 世纪 40 年代才开始注意到后天获得性弓形虫病，那是在 1941 年萨宾（Sabin）等从 1 例患急性脑炎的 5 岁幼儿的脊髓中发现了弓形虫，此虫株也是目前世界上惯常采用的强毒代表株。我国是在 20 世纪 50 年代，于恩庶首先在福建发现了猫、兔等动物体内的弓形虫；自谢天华于 1964 年在江西发现第 1 例人的弓形虫病患者后，有关此病的报告逐渐增多；直到 1977 年后，陆续在上海、北京等地发现过去的"无名高热"是由弓形虫引起的，并引起了普遍的重视。

刚地弓形虫的生活史比较复杂，全过程包括滋养体（速殖体）期、包囊（缓殖体）期、裂殖体期、配子体期、卵囊期等 5 种形态期，全发育过程需要两类宿主（中间宿主和终末宿主）。其中的滋养体、包囊存在于刚地弓形虫发育的肠外期，见于中间宿主和终末宿主的非肠道组织；裂殖体、配子体、卵囊，见于终末宿主体内的肠内期。滋养体（速殖体）期、包囊（缓殖体）期、裂殖体期为无性生殖，配子体期、卵囊期为有性生殖。

猫科动物（如家猫）是刚地弓形虫的终末宿主兼中间宿主，其有性生殖仅在猫科动物的小肠上皮细胞内进行。人及其他多种动物（哺乳动物、鸟类、鱼类、爬行动物等）可以成为刚地弓形虫的中间宿主，刚地弓形虫在中间宿主体内仅能进行无性生殖。刚地弓形虫发育对宿主组织的选择性不严格，除红细胞外，可侵犯任何有核细胞。

在终末宿主体内的发育，是刚地弓形虫成熟的卵囊或包囊被猫科动物吞食后进入小肠（主要集中在回肠绒毛尖端的上皮细胞），囊壁被消化后释出速殖子、缓殖子、子孢子，随之侵入小肠上皮细胞并迅速生长、分裂形成裂殖子，这时称为成熟的裂殖体，通常在猫吞食包囊后的 3~7d 可查到这种成熟的裂殖体（附图 47，源自 http：//www.baike.com）。裂殖体破裂后释出裂殖子，侵入新的肠上皮细胞反复进行裂体增殖，形成第 2 代、第 3 代裂殖体，经数代增殖后，有部分裂殖子发育为雌、雄配子体，配子体继续发育为雌、雄配子，雌、雄配子受精成为合子，最后形成包囊。包囊脱出肠上皮细胞进入肠腔，随粪便排出体外。此时的卵囊尚未成熟，不具有感染性，在适宜的温度、湿度和氧气条件下经 2~4d 发育为成熟卵囊，才具有感染性。

在中间宿主体内的发育，是当猫排出的卵囊成熟后，或是动物肉类中的包囊或假包囊被中间宿主吞食后，子孢子、速殖子或缓殖子在肠内逸出，并通过血流或淋巴到肠外各器官、组织，如脑、心、肺、肝、淋巴结、肌肉等的细胞内反复进行繁殖形成假包囊。在机体免疫功能正常时，有一些速殖子侵入宿主细胞后，特别是在脑、眼、骨骼肌的组织的细胞内时，虫体增殖速度减慢，转化为缓殖子，并在其外形成囊壁成为包囊。包囊随着里面虫体的缓慢增殖逐渐增大，直至胀破宿主细胞成为游离的包囊。包囊可在宿主体内存活数月、数年甚至终生。包囊也可破裂释出缓殖子，进入血流和其他新的组织细胞继续发育增殖形成包囊。包囊内的缓殖子在机体免疫功能低下或长期应用免疫抑制剂时可转化为速殖子形成假包囊，进入急性感染期。包囊是在中间宿主之间互相传播的主要感染阶段。

游离的速殖子呈香蕉形或半月形，大小为（4~7）μm×（2~4）μm。包囊为圆形或椭圆形，直径在5~100μm（附图48，源自 http：//www. baike. com）。在包囊内含有数个至数千个滋养体，囊内的滋养体称为缓殖子，可不断增殖，但速度缓慢。在裂殖体内，含有4~29个呈香蕉形的裂殖子。雄配子体呈卵圆形或椭圆形，直径约为10μm；雌配子体呈圆形，大小在10~20μm。卵囊为圆形或椭圆形，大小在10~12μm。

刚地弓形虫在不同的发育阶段对外界的抵抗力也不同，其中，抵抗力最强的是卵囊。卵囊在室温条件下可存活3个月，在潮湿的泥土中可存活117d；对一般常用的酸、碱消毒剂具有很强的抵抗力。卵囊在3%石炭酸、10%福尔马林、0.1%升汞、3%来苏尔、70%酒精溶液中浸泡48h，仍不能使其失去感染性。卵囊对热和干燥的抵抗力较弱，经50℃作用30min、80℃作用1min、90℃作用0.5min，即可使其失去感染性。粪便中的卵囊在自然界常温、常湿条件下，可存活1~1.5年。

36.2 感染类型

尽管刚地弓形虫在人群中是很普遍的，但临床上刚地弓形虫病患者并不多见，这说明刚地弓形虫的感染多数缺乏明显的临床症状和体征，属于隐性感染。临床上可主要根据感染途径，将弓形虫病分为先天性和获得性的两种类型。

36.2.1 先天性弓形虫病

先天性弓形虫病仅发生于初孕妇女，经胎盘感染胎儿。孕妇在怀孕期间感染弓形虫，可造成流产、早产、畸胎和死产。另外是母体内的弓形虫经胎盘传给胎儿（仅发生在母体存在虫血症的时候），这种先天性弓形虫病表现的典型临床症状和病变为脑积水、大脑出现钙化灶、视网膜脉络膜炎和精神运动障碍，也被称为先天性弓形虫病四联症，其中三联是中枢神经系统病变。此外，还可伴有发热、皮疹、呕吐、腹泻、黄疸、肝脏和脾脏肿大、贫血、心肌炎、癫痫等。隐匿型先天性弓形虫病也较多见，婴儿在出生时无明显症状，但在神经系统或脉络膜视网膜有弓形虫包囊寄生，经数月、数年或至成人时才出现神经系统或脉络膜视网膜炎症状。

36.2.2 获得性弓形虫病

后天获得性弓形虫病是在出生后被感染所致，其病情轻重不一，与虫体侵袭部位和机体免疫应答程度有关。显性感染的症状表现多样，病变常出现在淋巴结、中枢神经系统、眼及心脏等部位。最为常见的症状是淋巴结肿大，常累及颈部或腋窝部位；可伴有低热、头痛、咽痛、肌痛、乏力等；累及腹膜或肠系膜淋巴结时，可有腹痛。刚地弓形虫常累及脑和眼部，损害中枢神经系统，引起脑炎、脑膜脑炎、癫痫和精神异常等，可伴有高热、斑丘疹、肌痛、关节痛、头痛、呕吐等显著的全身症状。眼部的弓形虫感染多数为先天性的，后天所见者可能为先天潜在病灶活动所致，临床表现有视力模糊、盲点、怕光、疼痛、溢泪、中心性视力缺失等，多为双侧性病变。

36.3　传播途径

动物是弓形虫病的主要传染源，其中，尤以猫科动物最为重要。弓形虫生活史的各阶段，均具有感染性。

人的先天性传播是孕妇在妊娠期感染并出现虫血症，虫体可经胎盘感染胎儿引起先天性弓形虫病，这才具有传染源的意义。获得性传播主要是经口途径的消化道感染，可由食入生的或半生的含有各发育期刚地弓形虫的肉制品、蛋制品、乳制品或被卵囊污染的食物和水导致感染；直接接触被感染的动物，以及肉类加工人员和实验室工作人员，有可能经口、鼻、眼结合膜或破损的皮肤或黏膜感染；节肢动物（蟑螂、苍蝇等）在携带卵囊污染食物时，也可传播；另外是输血或器官移植，也可能引起感染。

36.4　防治原则

弓形虫病作为重要的人兽共患寄生虫病，对其有效的预防措施主要包括：①注意保持环境卫生、个人卫生和饮食卫生，不食用生的和半生的肉、蛋、奶等食品。若要杀灭肉类食品内部的包囊，在烹煮时使食物的内部温度达到80℃保持20min即可奏效。厨房工作人员、密切接触动物的工作人员和实验室工作人员，要特别注意自身保护。②规范动物管理和饲养，及时处理猫、犬等动物粪便，防止污染水源及食物。不与动物过于密切接触，防止经皮肤、黏膜或伤口造成的感染。孕妇不宜养猫，并对孕妇定期进行刚地弓形虫感染的检测。③对免疫功能低下或缺陷者，积极进行刚地弓形虫的监测与治疗，防止并发弓形虫病导致的严重后果。④对供血者及器官供体者要进行刚地弓形虫检测，防止经输血或器官移植的途径感染弓形虫病。

对弓形虫病的治疗，目前，尚无能够杀灭刚地弓形虫包囊的特效药物，也以致弓形虫病容易复发。临床治疗弓形虫病的常用药物有磺胺类、乙胺嘧啶等，但对孕妇需选择使用毒性小的螺旋霉素。治疗过程中适当配合应用免疫增强剂，可提高宿主的抗虫功能，发挥辅佐作用。

附　图

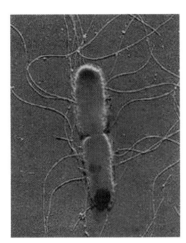

附图1　沙门氏菌超微形态

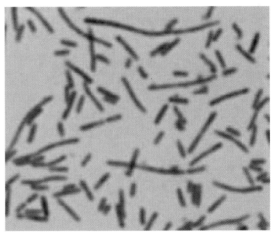

附图2　变形菌基本形态

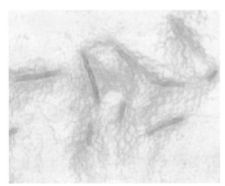

附图3　变形菌及其鞭毛

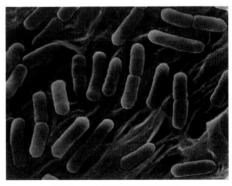

附图4　大肠杆菌基本形态

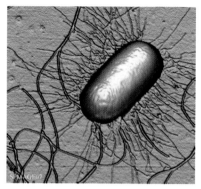

附图5　大肠杆菌超微形态

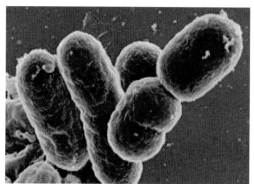

附图6　志贺氏菌超微形态

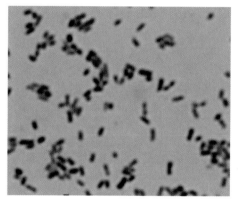

附图7　柠檬酸杆菌基本形态

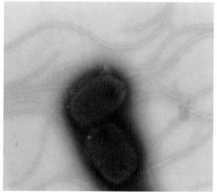

附图8　柠檬酸杆菌超微形态

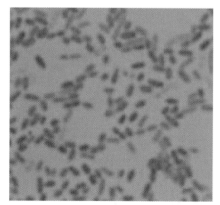

附图9　肠杆菌基本形态

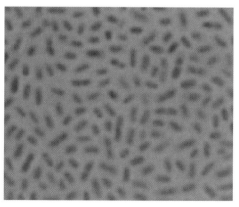

附图10　肺炎克雷伯氏菌基本形态

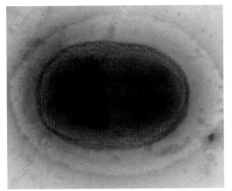

附图11 肺炎克雷伯氏菌超微形态

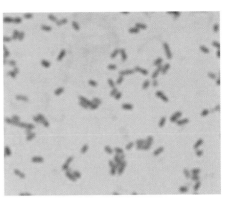

附图12 迟钝爱德华氏菌基本形态

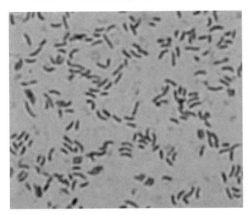

附图13 弧菌基本形态

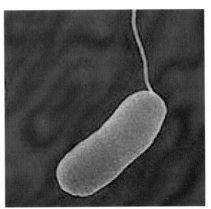

附图14 弧菌超微形态

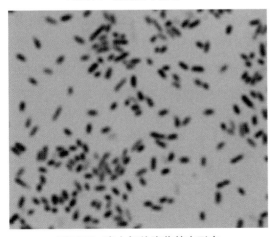

附图15 嗜水气单胞菌基本形态

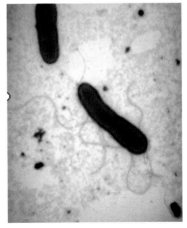

附图16 嗜水气单胞菌超微形态

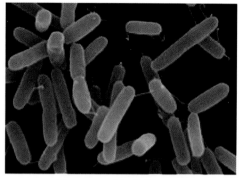

附图17 绿脓杆菌基本形态

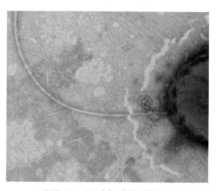

附图18 绿脓杆菌超微形态

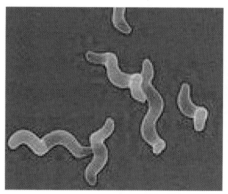

附图19 空肠弯曲菌基本形态

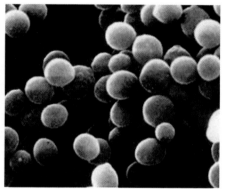

附图20 葡萄球菌基本形态

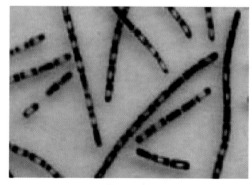

附图21 芽孢杆菌基本形态

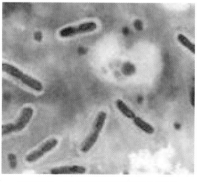

附图22 产气荚膜梭菌基本形态

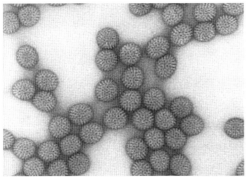

附图23 轮状病毒基本形态

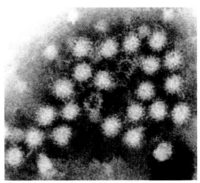

附图24 诺如病毒基本形态

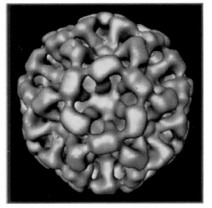

附图25 诺如病毒结构模式图

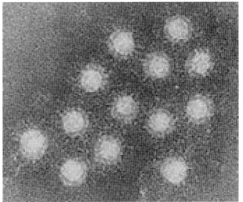

附图26 甲型肝炎病毒基本形态

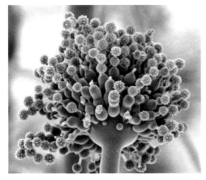

附图27 曲霉菌基本形态

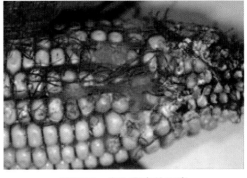

附图28 发生霉变的玉米

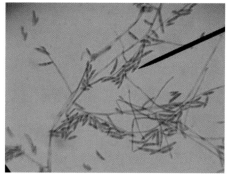

附图29 镰孢菌基本形态

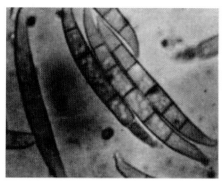

附图30 镰孢菌大分生孢子

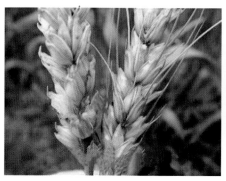

附图31 小麦赤霉病

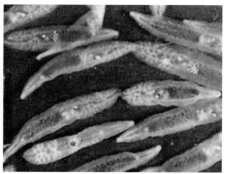

附图32 华支睾吸虫成虫基本形态

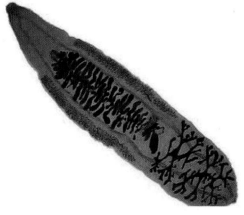

附图33 华支睾吸虫成虫结构示意图

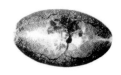

附图34 卫氏并殖吸虫的成虫

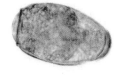

附图35 卫氏并殖吸虫的虫卵